再発ゼロを目指す

高精度むし歯治療

木南意澄
KOMINAMI IZUMI

幻冬舎MC

再発ゼロを目指す

高精度むし歯治療

はじめに

むし歯は多くの人が治療経験がある身近な疾患といってよく、歯周病と並び歯を失う大きな原因として知られています。

厚生労働省「令和４年歯科疾患実態調査」によると、25歳以上でむし歯の治療経験がある割合は80％以上に及び、特に45歳以上70歳未満ではどの年代でも１００％に近いとの結果が出ています。

むし歯の歴史は長く、さまざまな研究がされているため、予防・対策について多くの見解や論文が存在しています。しかし、老若男女を問わずむし歯に悩む人はあとを絶ちません。これは、歯科医師からの情報発信が一般の人々にまで十分に行き届いていないことが原因と考えられます。

予防治療によって、むし歯になるケースの多くを回避することはできますが、すでに一定以上進行したむし歯になっている人は「歯を削るむし歯治療」が必要になります。むし歯になった部分を削り、代わりに人工物を詰めて、それを歯の一部とするのです。

しかし、この人工物は一般的に5年もすれば劣化や接着強度の問題を抱えるようになります。そうなると一旦治療した歯が再度むし歯になる「二次むし歯」を引き起こすのです。削って人工物を詰める治療を短いスパンで繰り返すと、歯の寿命はどんどん短くなります。人の寿命よりも先に歯が寿命を迎え、食べ物が食べづらくなるなど、人生終盤で不自由な生活を強いられる可能性が高まってしまうのです。

だからこそむし歯治療はいかに再発を防ぐかがポイントです。

私は歯科医師として20年以上、「二次むし歯をつくらない精密治療」と「新しいむし歯をつくらないための予防」を2本柱に、最新の知見や技術を積極的に取り入れた診療を行っています。なかでも特に力を入れているのが「マイクロスコープ」を用いた高精度治療です。

マイクロスコープは歯科用顕微鏡とも呼ばれ、肉眼では見えない微細な部分を最大20倍まで拡大できる装置です。削り残しや、削り過ぎを防ぐことができるだけでなく、ごく初期の小さなむし歯や、むし歯以外の口腔内の細かなトラブルも発見しやすく、正確な診断や治療が可能です。また、診療台上のモニターに口の中の様子を映し出せるうえ、録画機能もあるので患者も患部の状態や治療内容が理解しやすく、一部始終をあとから確認することもできます。しかし、操作に高度な技術と経験を要することなどから、国内での普及率はまだ数%程度にとどまっており、一般の認知度もまだまだ低いのが現状です。

本書ではむし歯、特に二次むし歯がどのような原因でどのように進んでしまうのかを丁寧にひもとき、その治療法について説明します。また二次むし歯を高確率で抑えるうえで欠かせないマイクロスコープ治療のメリットについても、実際に私の歯科医院で行っているむし歯治療法とともに解説します。さらに、むし歯予防のためのとっておきのセルフケア法も紹介しています。

次から次へとむし歯になったり、同じ歯がむし歯を繰り返したりして困っている人、生涯にわたり自分の歯をできるだけ失わずにいたいと願う人にとって、本書の内容が今後の治療やケアの参考になれば何よりの喜びです。

目次

第２章

繰り返しむし歯ができる「負の連鎖」に陥らないために――
むし歯の再発を防ぎ、歯の寿命を延ばす最適解とは

第3章

肉眼による治療には限界がある――
視野を20倍に拡大する
「マイクロスコープ」で歯への負担を軽減する

第4章
ダイレクトボンディング、根管治療、歯髄温存療法……マイクロスコープを用いた精密治療で生涯健康な歯を保つ

第5章

初期段階の正しい予防で、時間と費用が抑えられる
＋αのホームケア・セルフケアで
再発を徹底防止

第1章

歯の機能低下が健康寿命を脅かす……

歯は人生を支える重要な基盤

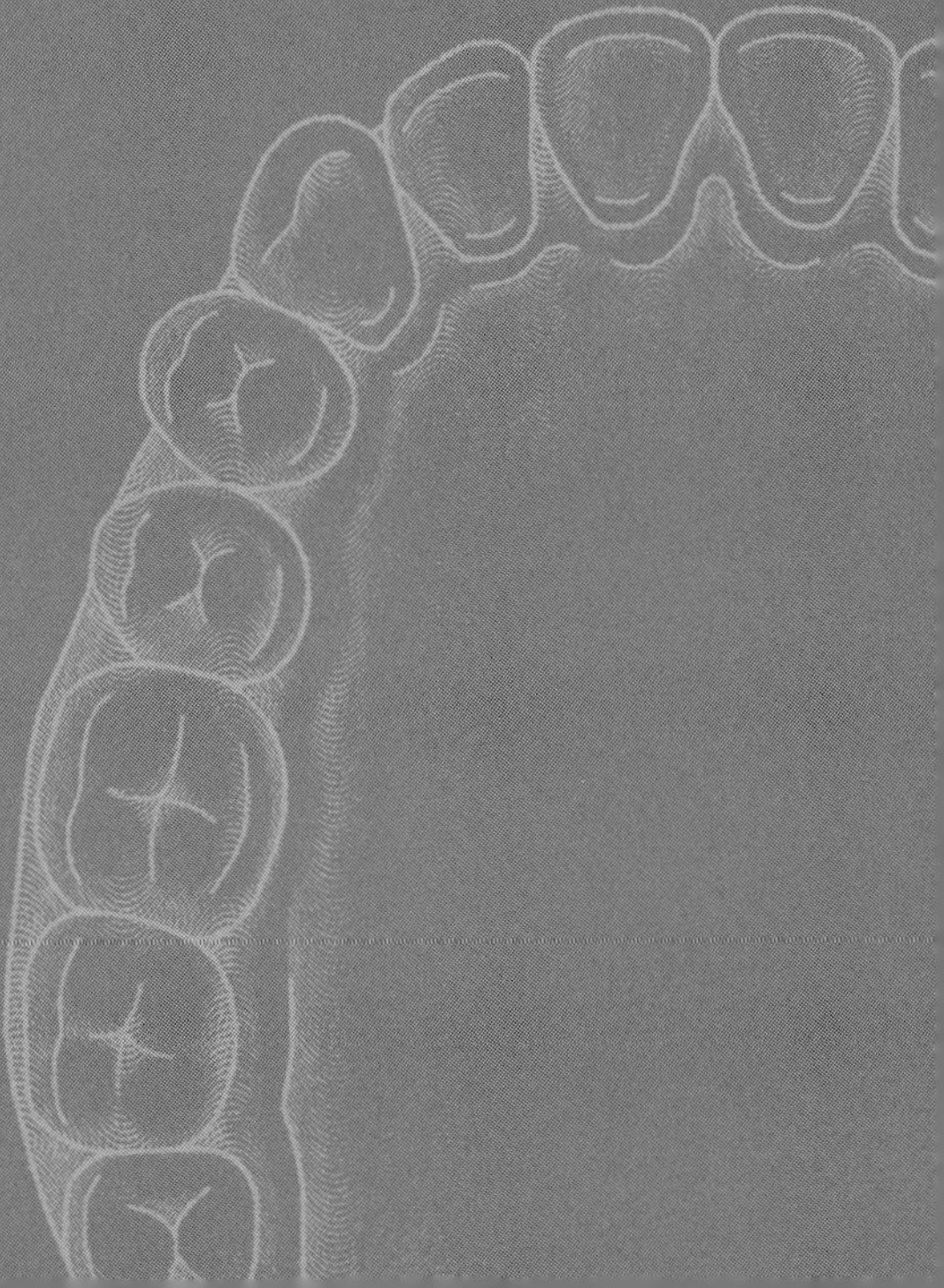

歯は健康長寿の重要なバロメーター

日本はいわずと知れた世界有数の長寿国です。厚生労働省「令和4年　簡易生命表」によると現在の日本の平均寿命は男性81・05歳、女性87・09歳で、１９８０年代から約40年で10年ほど延びています。

ひと昔前は55歳で定年になるのが一般的で、その後は社会の第一線から退き隠居生活を送っていた人も多くいました。しかし、今は60歳で定年を迎えても再雇用で65歳まで働くというのが普通になってきていますし、70代、あるいは80代になっても生涯現役とばかりに仕事をしている人もいます。また、仕事は引退しても、ボランティアなどの地域活動に熱心に取り組んだり趣味のサークルに参加したり、社会となんらかの関わりをもち、いきいきと過ごしているシニア層も大勢います。

近年は、元気な高齢者層を指すアクティブシニアという言葉も広く認知されています。厚生労働省の発表によると２０４０年には65歳以上が全人口の約35%、３人に１人を超えるとの予測も立っているくらいですから、この年代が元気であれば国全体が活気づくといっても過言ではありません。

元気が出るのは健康であってこそです。長寿社会を生きる私たちにとって、何よりの財産は「健康であること」といえます。持病をたくさん抱え、来る日も来る日も病院と自宅の往復だけで過ぎてしまうような暮らしは、誰もが避けたいはずです。たとえお金がたくさんあっても、社会的地位を得ても、健康なくしてはやりたいこともできず、喜びや充実感は得られません。

「健康な人とはどんな人？」と問われると「足腰が丈夫、胃腸が丈夫、頭もはっきりスッキリ」こんなイメージが頭に浮かぶのではないかと思います。私は歯科医師ですから、ぜひともここに「丈夫な歯があること」も入れてもらいたいです。

丈夫な歯があることとは自前の歯がある、それもただあるだけではなくきちんと噛める歯がたくさんあるということです。実は、こういう人ほど健康だといえます。歯は長い人生を健やかに生きるために、とても重要な役割を果たしているのです。

歯の健康は、食事や栄養摂取に大きな影響を与えます。歯に痛みや不具合があると、どうしてもよく噛む必要がある食べ物を避けるようになり、栄養バランスが崩れ、食事の満足感も低下してしまいます。健康な歯を保つことは、健康的な食事をとり、栄養を適切に吸収するためにも重要であることはいうまでもありません。また、歯に痛みや不具合があると食事をしても会話をしても心から楽しむことができません。場合によっては、人間関係や社会との関わりにも影響しかねません。

近年は噛むことと脳機能の関連が証明されています。「奥歯を失うとアルツハイマー病の発症リスクが上がる」という論文も話題になりました。このように、きちんと噛める歯をたくさんもっていることは、豊かで充実した生活を送るうえで、たいへん重要な要素だといえます。高齢者はもちろん若い人にとっても、歯の健康は全身の健康状態をあらわすバロメーターであるといっても過言ではありません。

歯の健康を脅かす理由として まず思いつくのはむし歯

そんな大切な歯の健康を脅かす、最もポピュラーな疾患がむし歯です。

歯を失う原因の約66％が歯周病と齲蝕《うしょく》（むし歯）です。２０１８年に、８０２０推進財団が行った「第2回永久歯の抜歯原因調査」によると、全体の第1位は歯周病で、37・1％を示しています。第2位は齲蝕で29・2％、第3位は歯の破折（歯が割れたり欠けたりすること）で17・8％となっています。

中高年世代ではどちらかというと歯周病のほうが注目されやすい傾向があります

■ １人あたりの平均喪失歯数（永久歯：15 歳以上）

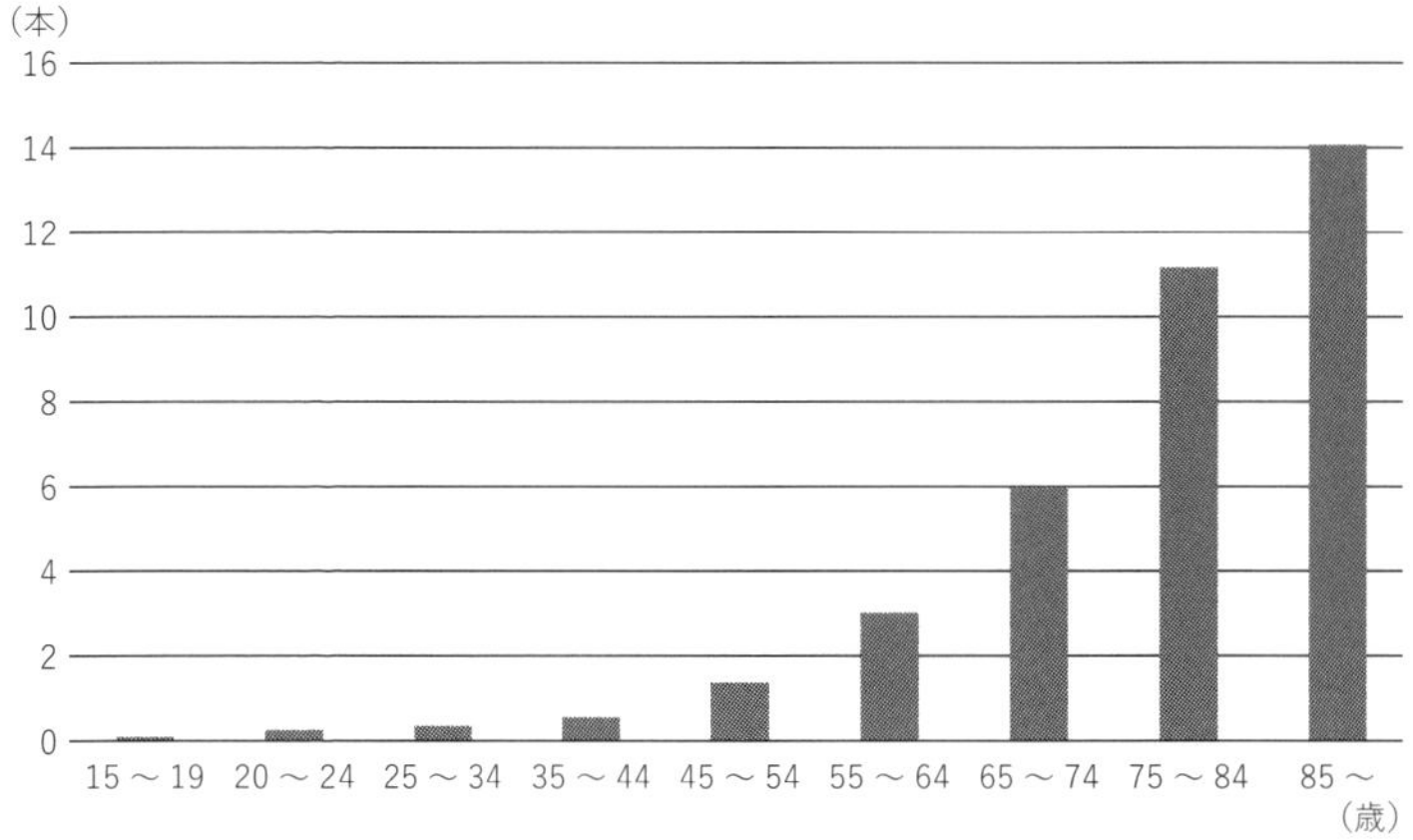

出典：厚生労働省　「令和４年歯科疾患実態調査」

が、この調査によると実は40歳代でも４割程度は、むし歯が原因で抜歯に至っています。また厚生労働省「令和４年歯科疾患実態調査」によると、25歳以上の８割以上がむし歯になった経験があり、特に45歳以上70歳未満では１００％に近いとの結果が出ています。年代別にみた一人あたりの歯を失った数の平均は、44歳までは１本未満ですがその後増え続け65～74歳で６本、75～84歳では11本となっています。

日本人の歯の健康状態は徐々に良くなっていますが、世界有数の歯科先進国として知られるスウェーデンと比較するとまだ開きがあるのが現状です。両国の80歳での残存歯数の平均を比べると、日本は約17本に対しスウェーデンは21・１本と、約４本の差があることが分かりました（日本スウェーデン歯科学会調べ）。このことから考えると、日本は寿命こそ長いものの、歯の健康を保つことができていないとも考えられるのです。

また、公益社団法人日本歯科医師会が２０２２年に全国の15～79歳の男女1万人を対象に行った「歯科医療に関する一般生活者意識調査」によると、５人に１人が日常生活に支障をきたすほどの歯の痛みなどを経験しており、そのうちの８割が「早くに治療を受ければよかったと後悔している」と回答しています。

国も、このような状況に対し手をこまねいているわけではありません。例えば１９８９年には、高齢者が80歳になっても20本以上の自分の歯を保つことを目指す「８０２０運動」が厚生省（現在の厚生労働省）と日本歯科医師会主導で展開されています。口腔ケアの習慣化や検診の充実などを目指し数々の取り組みを行ったことで、運動開始当初はわずか７％程度の達成率だったのが、２０２２年には80～84歳の達成率が45％を超えるまでに増加しました。

先の「歯科医療に関する一般生活者意識調査」によると、回答者の９割が「健康を維持するうえで、歯やお口の健康は欠かせない」と考えている一方で、歯科医療機関での定期チェックの重要性を認知している人は3割ほどにとどまっており、半数以上が歯科医院での定期チェックを受けていないとの報告もあります。歯の大切さを分かってはいるものの、なかなか行動に移せていない人が多くいるのが現状です。

歯の寿命が早く尽きると、その後の人生が暗転

平均寿命が短かった頃は、歯に関する問題はそこまで重要視されていませんでした。つまり歯がぼろぼろになり抜けてしまう前に、寿命のほうが尽きていたので歯の健康には今ほど関心が高くなかったということです。今でも「年をとるにつれ歯がなくなっていくのは仕方ない」と考える人は少なくないように思います。昔から日本では、歯が抜けるのは老化現象の一つとの認識が強く、うまく噛めなくなってきたら入れ歯にして、できるだけやわらかいものを食べるのがごく自然な姿として家庭でも社会でも受け入れられてきたからです。

しかし、平均寿命が延びている現代では、歯をケアしなければ老後を健康的に過ごせなくなってしまう恐れがあります。そして、そのことに私たちはもっと危機感を抱くべきです。つまり、歯がなくなるのは老化現象だからとなりゆきに任せていると、

その後の長い人生を、うまく食べられないゆえの不便さや苦痛とともに送らなければなりません。そのときになって事の重大さに気づいても遅いのです。

今、年金問題をはじめとして経済的な老後破綻をいかに回避するかが世間の大きな関心事の一つになっており、これは若い人も、40〜50代の中高年層も、将来の不安はそれぞれもっているかと思います。しかしお金はなんとかなっても歯がぼろぼろでは、幸せな人生は約束されません。いうなれば〝歯の老後破綻〟のリスクを、誰もが抱えているということです。

人は誰でも自分の寿命は気になるものです。しかし、歯の寿命はどうかといえばあまり気にしていない人が多いように思います。実際、「自分の歯があと何年、何歳までもつか考えたことはありますか？」と聞かれてもピンとくる人はあまりいません。

私の歯科医院には近隣に大学があるため、比較的若い人がよく来院します。彼らに歯の寿命について話してもまだ実感が湧かない人が多いのも仕方がないことです。しかし、若いときから意識することが歯の寿命を延ばすことにつながるため、歯科医院としてできるだけ情報を提供するよう心がけています。

一方、中高年世代に同じ問いを投げかけると、半分諦めの境地なのかもしれませんが、「まあ一本二本なくてもなんとかなる」とあまり気にしていない人が一定数います。しかし、もしこれが臓器の病気で切除しなければならないとしたら、誰でも不安になり、なるべくそんな事態は避けようとするはずです。しかし、歯に関してはどうかといえば、自分の親も入れ歯だったし、自分も入れ歯になるかもしれないけれど、それで死ぬわけじゃないと、あまり深刻にとらえられていないようです。命をとられてはかなわないけれど、歯はほかに何本もあるからと、なんだか残った歯をストックのようにとらえている人もいるように思います。歯は数がありさえすればよいのではなく、しかるべき場所にしかるべき歯があり役割を果たしていないと健康に良くありません。しかし、そのあたりはあまり実感しにくいものなのかもしれません。

ただ、こうした意識はここ数年で変化しつつあります。少しずつ自分の歯の寿命を意識する人が増えています。

人生１００年時代といわれる長寿社会で、仮に50歳の時点であちこちの歯が使い物にならないとしたら、それ以降の第二、第三の人生は確実に困ったものになります。何より食べたいものを思うように食べられなくなれば、人生の大きな楽しみを失うことになります。

第2章

繰り返しむし歯ができる
「負の連鎖」に陥らないために――
むし歯の再発を防ぎ、
歯の寿命を延ばす最適解とは

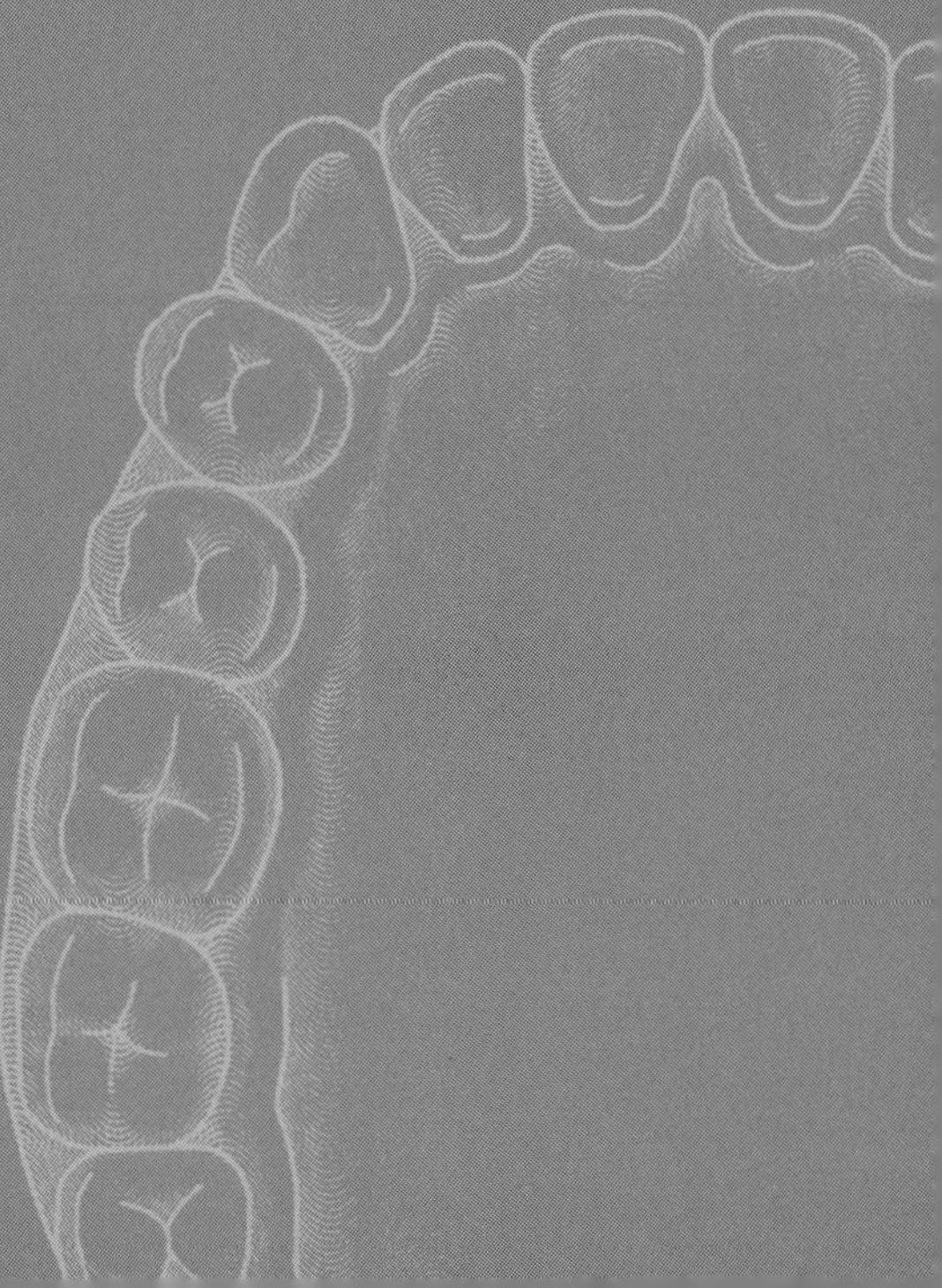

■ むし歯進行のモデルパターン（治療前）

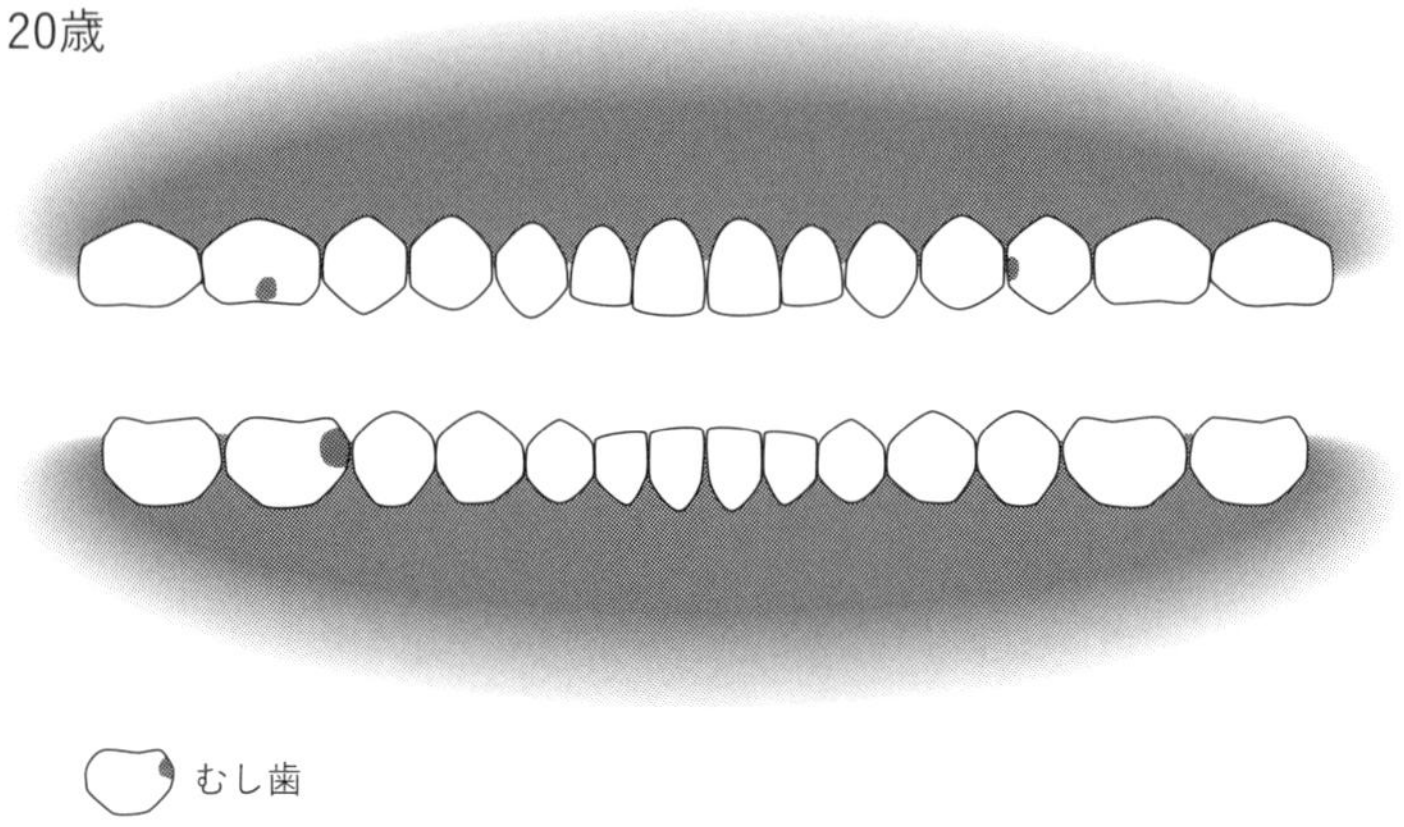

治療するだけではむし歯の「再発」を防げない

むし歯の「再発」には2つのパターンがあります。1つ目のパターンは、むし歯の治療をし、口腔内に治療が必要なむし歯が1本もなくなったあと、新しいむし歯ができることです。そしてもう1つのパターンは、一度治療した歯が再度むし歯になることです。

本書ではむし歯の再発において、1つ目のパターンを「バージンカリエス（初めてのむし歯）」、2つ目のパターンを「二次むし歯」として説明していきます。

このページからの4つの図は、私の

■ むし歯進行のモデルパターン(標準治療)

20歳

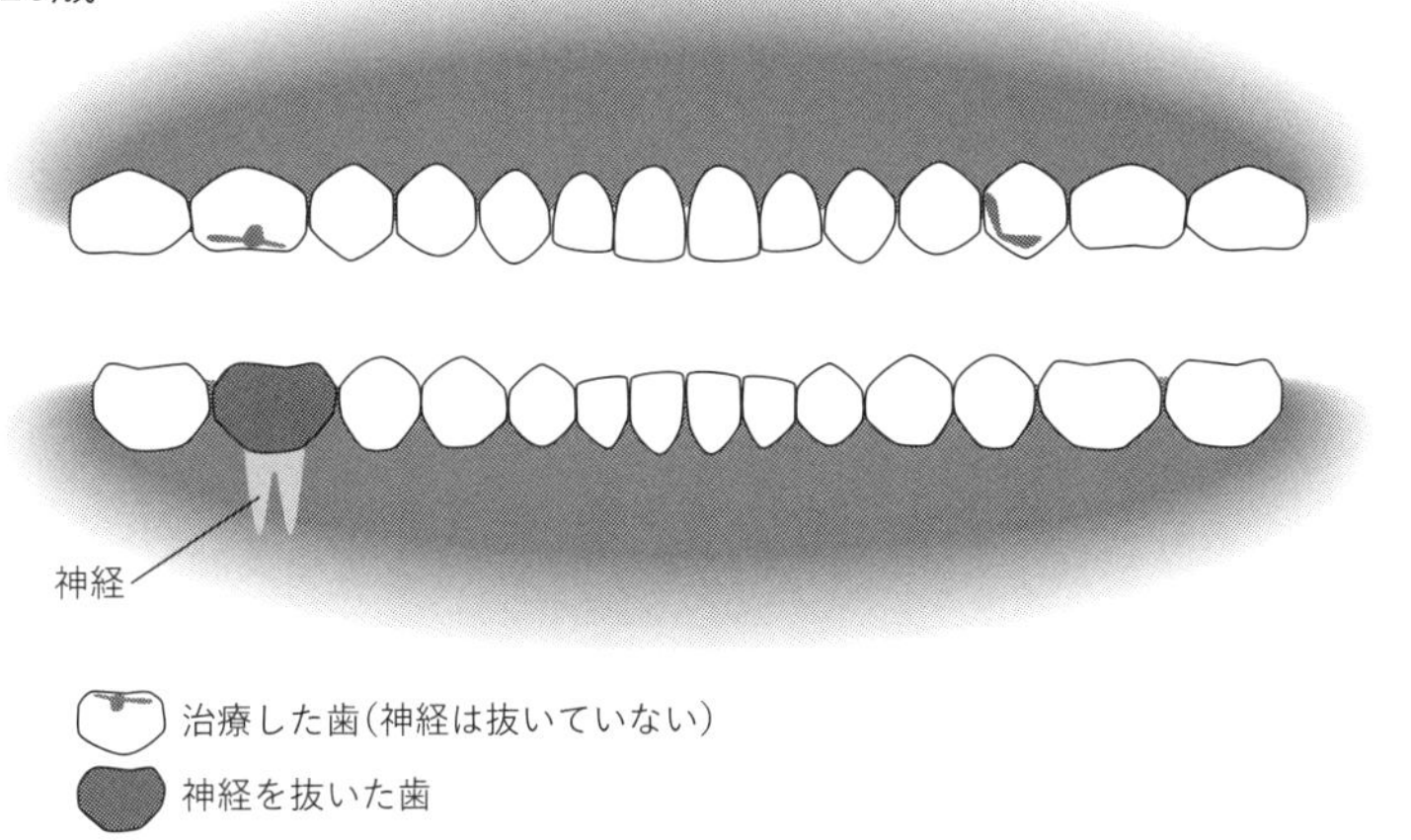

歯科医院でむし歯治療を受ける若い患者に、平均的な日本人の口の中が経年的にどのように変わっていくかを説明するために作成したイラストの一部です。この患者を仮にAさんとします。

Aさんには20歳の時点で合計3本のむし歯がありました。1つ目はエナメル質にとどまっている小さなむし歯、2つ目は象牙質に及んだ中程度のむし歯、3つ目は血管や神経が分布している歯髄まで及んでしまった、大きなむし歯です。

3本あるむし歯のうち、右下奥歯の大きなむし歯に痛みが出たAさんは、歯医者に行きました。診査の結果、3

■ むし歯進行のモデルパターン（標準治療）

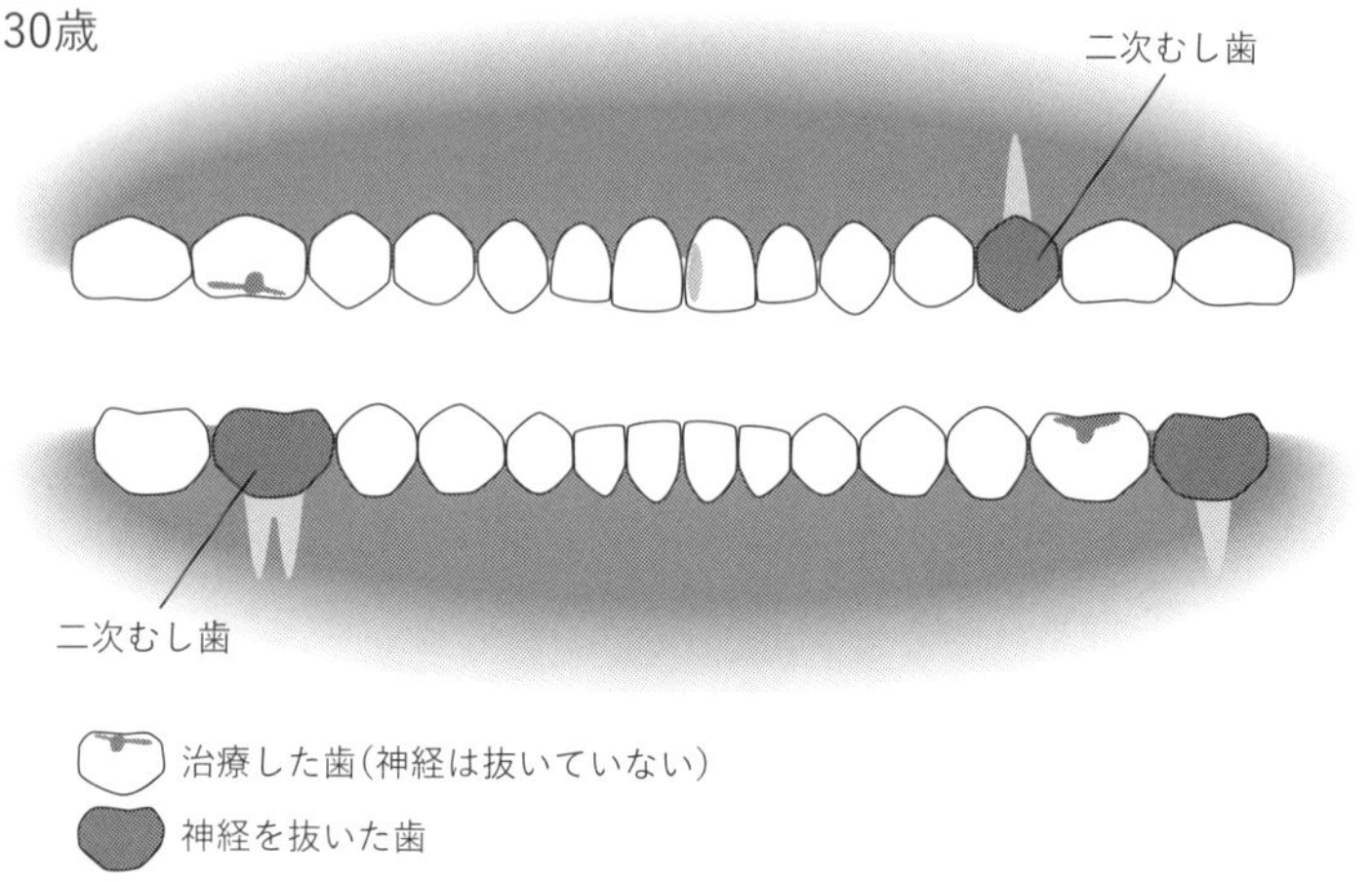

本すべてのむし歯の治療が必要となりました。

　小さなむし歯と中程度のむし歯は、むし歯の部分を削って金属の詰め物をし、大きなむし歯は歯髄を取る処置と抜髄を行い、歯全体に銀歯を被《かぶ》せる治療を行いました。すべてのむし歯の治療が終わるまでに、Aさんは合計8回、期間にして2カ月ほど歯医者に通いました。

　20歳から30歳になるまでの10年間にできる新規のむし歯（バージンカリエス）は、日本人の平均で約3本です。Aさんも10年間に3本の新規むし歯ができました。ただ、10年間でできたむし歯はそれだけではありません。むし

■ むし歯進行のモデルパターン（標準治療）

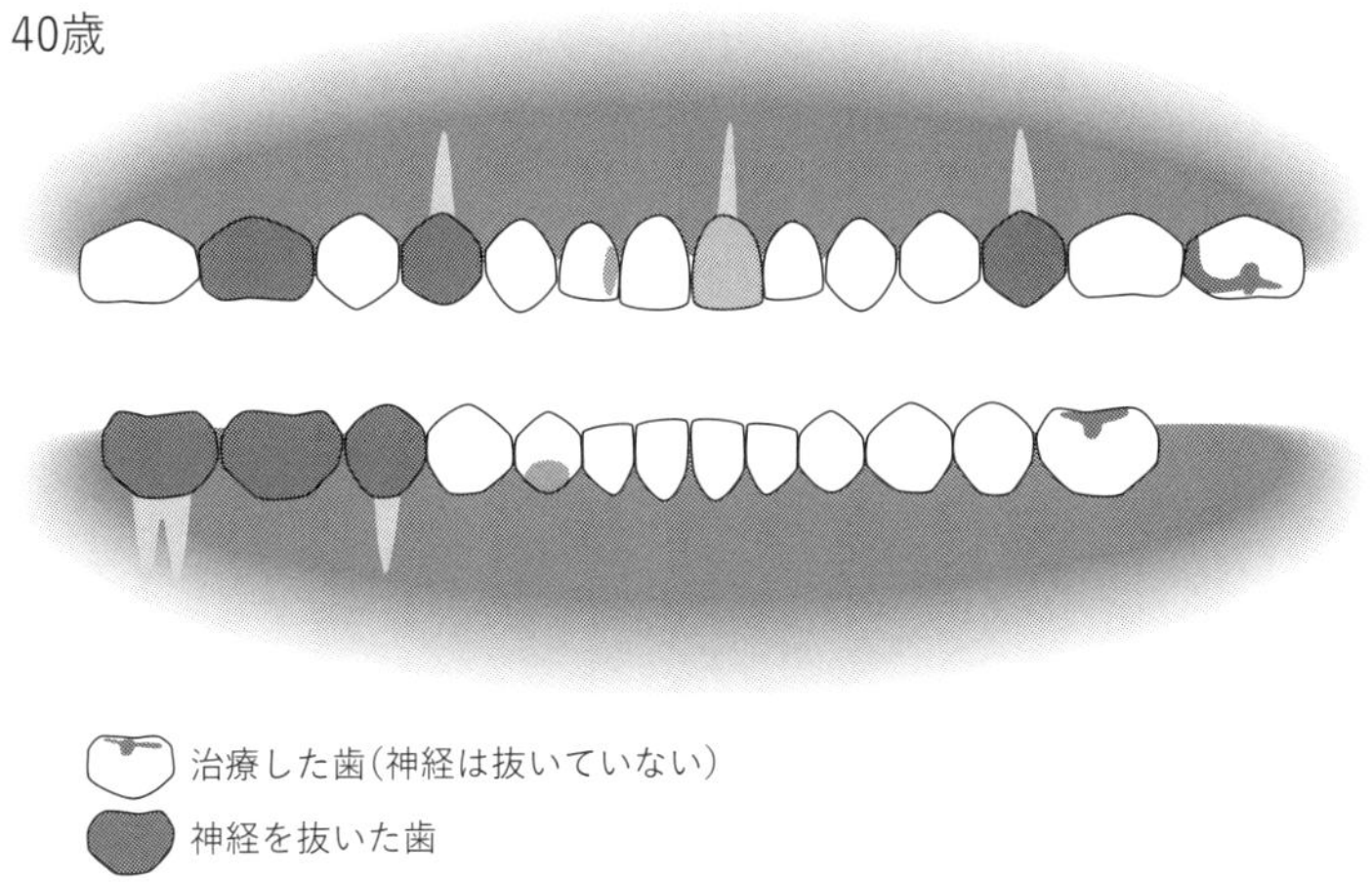

歯治療で使う金属の詰め物の平均寿命は5年、金属の被せ物の平均寿命は8年です。Aさんが20歳のときに治療を行ったむし歯3本のうち、2本は10年以内に二次むし歯になり、再治療が必要になりました。

さらに10年後、40歳になったAさんは、またしてもむし歯に悩まされることになります。20歳と30歳のときに神経を抜いた下の2本の歯のうち、一方は時間の経過とともにもろくなり、ある日、硬い物を噛んだ拍子に歯全体が真っ二つに割れてしまい、抜歯せざるを得なくなりました。しかも、もう一方は両隣の歯がむし歯になり、大がかりな治療を受けることになったのです。

■ むし歯進行のモデルパターン（標準治療）

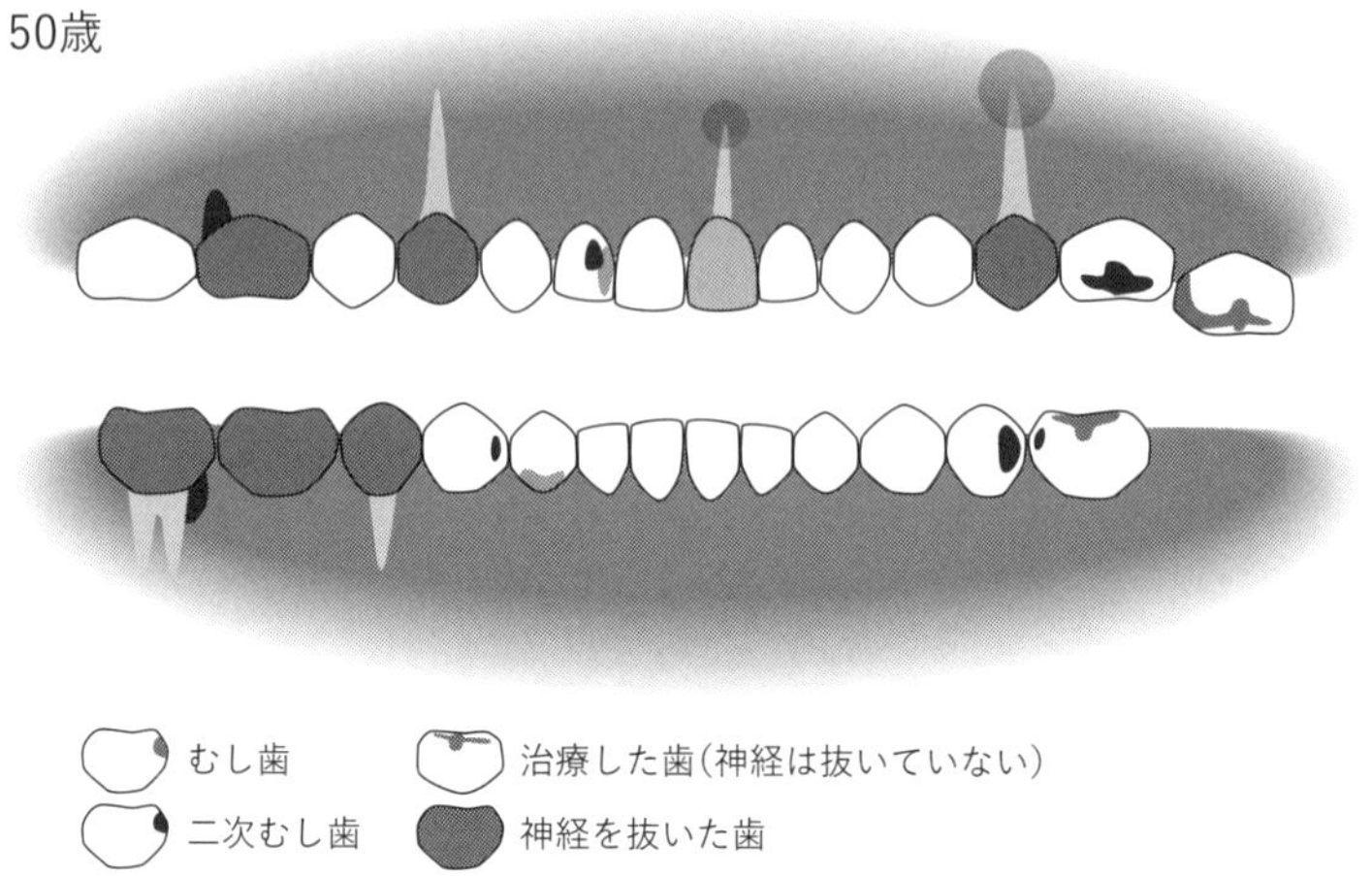

「神経を抜く治療までしたのに、その歯が再びむし歯になったうえに、左右の健康な歯までむしばむことになるなんて」と、Aさんは釈然としない様子です。ほかにも20歳のときに治療をした歯が再びむし歯になり、こちらも神経を抜くと歯科医にいわれ、気がつけばAさんは奥歯のほとんどがむし歯になってしまいました。

Aさんがこのまま50歳を迎えるとしたら、もはや健康な歯は半数あるかないかとなり、神経を抜かなければならない歯や、抜いても奥に炎症があり根管治療という大がかりな治療をしなければならない歯もますま

■ 1人平均DMF歯数（DMFT指数）の年次推移（永久歯：15歳以上）

15 歳以上の「1 人平均 DMF 歯数※」（DMFT 指数※）を過去の調査と比較すると、若年者において減少が見られるだけでなく、35 歳以上でも緩やかに減少する傾向を示しています。

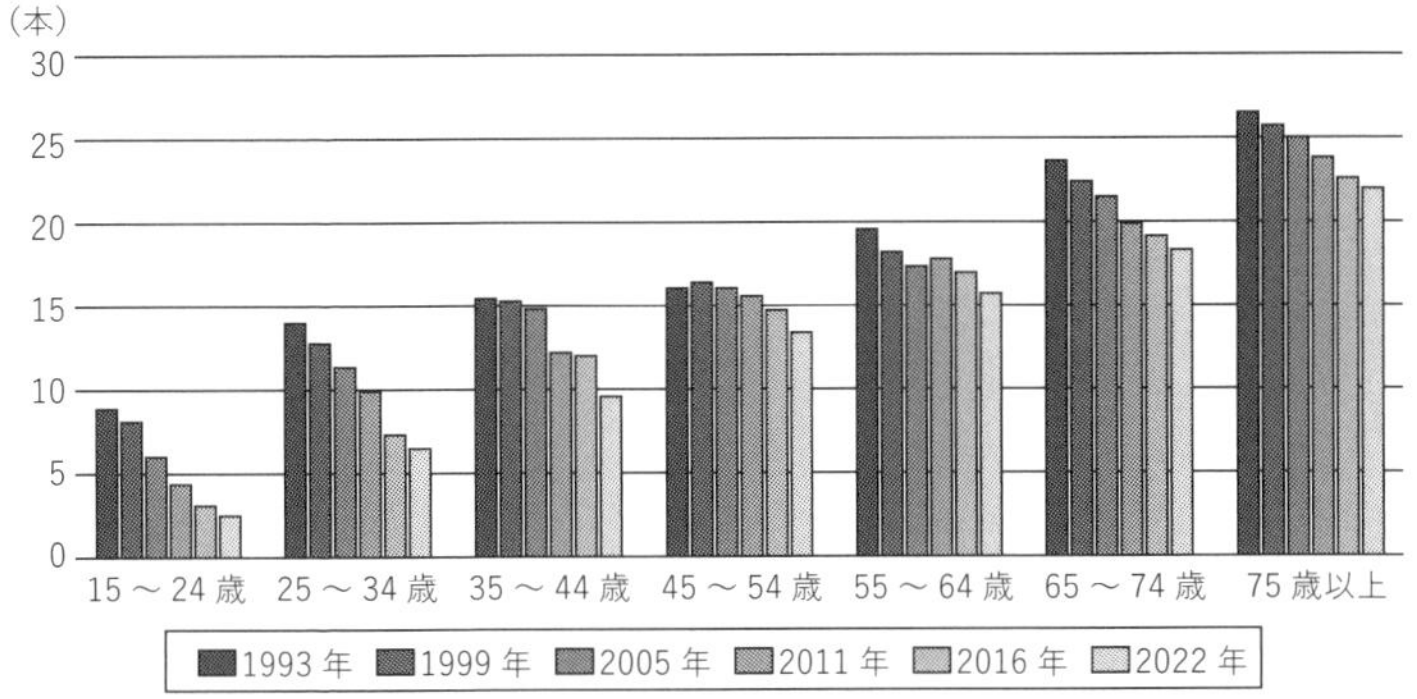

※平成 5 年（1993 年）以前、平成 11 年（1999 年）以降では、それぞれ未処置歯の診断基準が異なる

出典：厚生労働省「令和 4 年歯科疾患実態調査」

す増えてくると思われます。人生１００年時代といわれる今、50歳でこの状態ではこの先、思うように噛めなくなり生活の質が下がることは目に見えています。

20歳の時にはむし歯だった歯は、わずか３本だったのに、50歳でこうなってしまった原因は、最初の段階で適切な治療、精度の高い治療を受けていなかったからにほかなりません。歯を削る、神経を抜く、こうした口腔内全体の環境と歯の将来を考えない治療が、かえってむし歯を増やしてしまうことになるのです。

これは一つのモデルパターンで

Ａさんは実在する患者ではありませんが、私が長年の診療経験に基づきよくある症例を参考につくったものです。しかし、決して大げさな話ではありません。50歳でこんなにむし歯が増え、ぼろぼろになってしまうのかと驚いた人もいると思いますが、実際に29ページに掲載した厚生労働省の「令和４年歯科疾患実態調査」によると、２０２２年では15～24歳のむし歯の本数は２～３本ですが、45～54歳になると、およそ14本に増えています。この結果から見ても、Ａさんは平均的な日本人の口腔内環境の経過といえます。

できてしまったむし歯を削って埋めるだけの治療をしていては、経年的に歯は悪くなり、後半生で歯の問題に悩まされることになるのです。

そうならないために重要なことが２つあります。

１つ目は、新しいむし歯にならない環境をつくることです。これが最も重要です。Ａさんのように、10年に３、４本も新しいむし歯ができていては、生涯歯を守ることは難しくなります。２つ目は、二次むし歯に極力ならないむし歯治療を受けることです。むし歯全体の８割が二次むし歯という報告があるほどなので、二次むし歯にならない治療はハードルが高いです。

むし歯をつくる4つの要素――菌、環境、歯質、時間――

まず、むし歯にならない環境をつくることについて、再発の一つ目のパターンである「バージンカリエス」ができるメカニズムから説明します。

むし歯は俗にむし歯菌と呼ばれる菌の活動で歯が溶かされる病気、ということはよく知られていることと思います。しかし、むし歯菌があると誰もが同じようにむし歯になってしまうわけではありません。

むし歯が成立するには、菌だけでなく菌が活動する環境、そして菌の標的となる歯の強さなどの性質（歯質）、そして菌が活動する時間という4つの要素がそろうことが条件となります。

ちなみに、風邪やウイルス性胃腸炎などの感染症も、病原体（菌やウイルス）、感染経路（空気や接触、食べ物など）、そして病原体が侵入する人体の3つがそろったときに感染が起こることはよく知られています。

その主役といっていい菌ですが、むし歯菌に限らずそもそも私たちの体には、すでにさまざまな菌が棲《す》みついています。口腔内も例外ではなく、数多くの菌が存在します。

近年の研究では実に約７００種類、１０００億以上もの細菌が口腔内のさまざまな場所にコロニー（集団）を形成していることが分かっています。これらを総称して口腔内常在菌といいます。

口腔内常在菌はおのおの勝手に棲みついているわけではなく、口の中で複雑な関係性を築いています。そして協力し合ったりあるいは反目し合ったり、さらに人体とも相互に関係しながら、口の中や人体の健康に影響を与えています。私たちの社会にもさまざまな人間がいて、それぞれ関わりを持ちながら生活しているのと同じことが、口の中でも繰り広げられているイメージです。

例えば、唾液の中に棲んでいる菌には食物を分解する酵素を分泌し、消化を促進する働きがあります。また、外からの病原菌の侵入を防ぐ役割も担っています。口腔内の酸性度を一定範囲内に保ち、むし歯菌などの良くない働きをする菌の活動を抑える働きも担っています。

糖がむし歯菌に最適な環境をつくる

さて、そのような口腔内常在菌の中でも、増えると歯に良くない影響をもたらす代表格がむし歯菌です。

口腔内常在菌には、良い働きをする菌とそうではない菌があり、後者を口の中から完全になくすことはできません。

ただし、数が少なかったり活動に適した環境でなかったりすれば、むし歯菌は悪さができません。口腔内常在菌のほかの菌との勢力争いで分が悪ければ、抑え込まれてしまうわけです。ところが口腔内がむし歯菌にとって好ましい環境になれば、がぜん元気になってしまいます。ここで、むし歯を成立させる第二の条件「環境」が重要になってくるというわけです。

むし歯菌にとって最も好ましい環境をつくるのが「糖」であることは、よく知られています。私たちは子どもの頃から、甘いものを摂るとむし歯になる、といわれてきました。ただ糖は甘いものだけではなく、食べたものに含まれている糖分すべてを指します。甘いものに糖が多いのは当然ですが、そうでない食べ物、例えばごはんやパン、うどんなどの主食に多く含まれる炭水化物も唾液で糖に分解されますし、加工品をはじめ甘くない副菜（おかず）にも、糖が入っているものはたくさんあります。

このため、食事後に食物残滓《ざんし》があると、そこからむし歯は糖分をエサにして増えてしまいます。

口腔内に感染、生息するむし歯菌の中で最も関与が強いとされているのがミュータンス菌で、甘いものを食べるとむし歯になるといわれているのはこの菌の特徴が由来です。

ミュータンス菌は取り込んだ糖を接着剤代わりにして歯の表面に付着し、アジトをつくってさらに糖を取り込みます。そして代謝産物として酸を作り出し、歯を溶かしていきます。これがむし歯の正体です。

しかし、だからといってみながみな、同じようにむし歯になるわけではないのは、むし歯菌の居心地の良し悪し、すなわち環境がむし歯の進行を左右するからであるのはいうまでもありません。

むし歯をめぐる酸と唾液の攻防

さて、むし歯になるといっても一夜にして大きな穴が開いてしまうわけではなく、初期は見た目での判断が難しいほど小さな病変です。むし歯の起こり始めにみられる現象です。

歯の構造は外側のいちばん硬くて白い部分がエナメル質、その中にあるやわらかく

■ 歯の構造

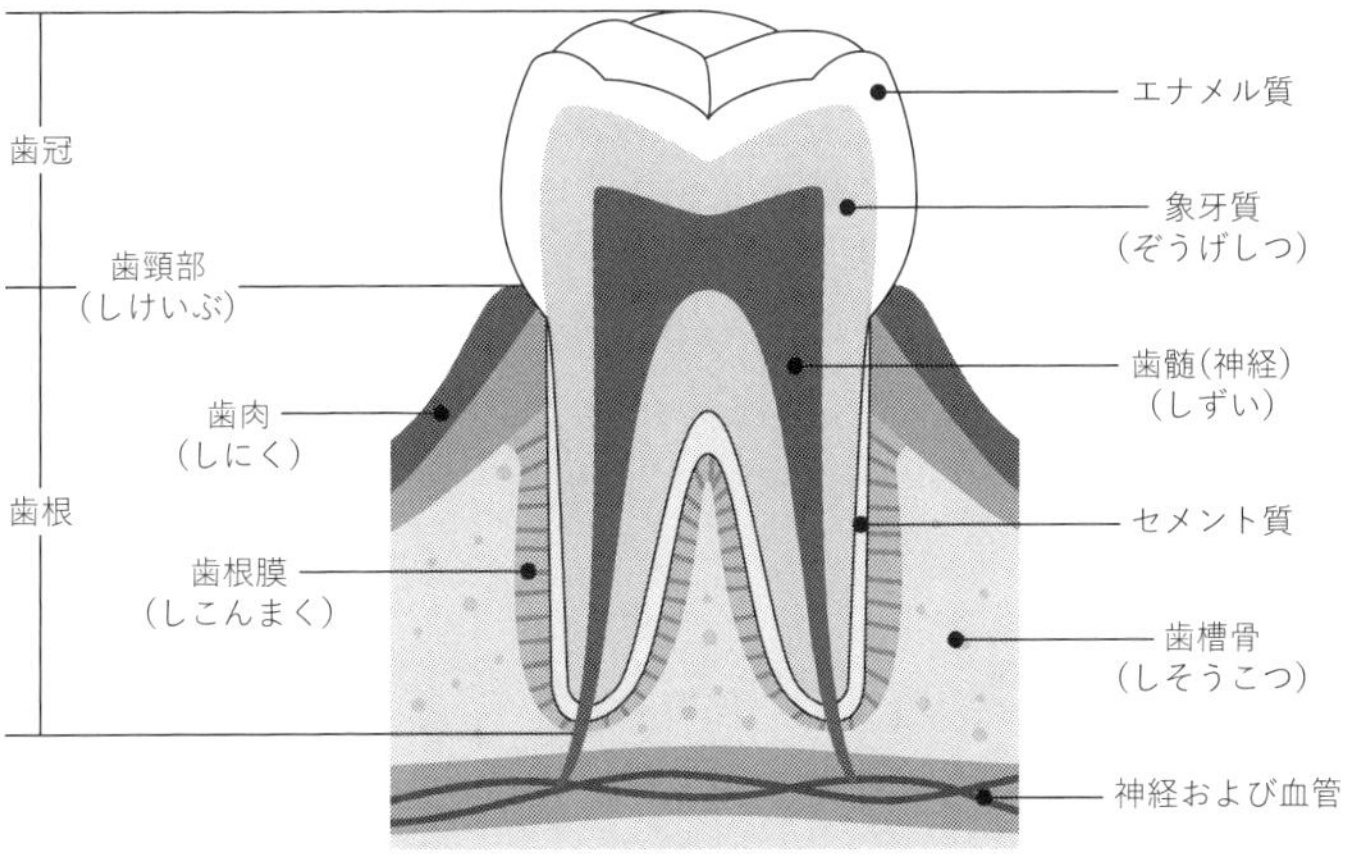

出典：全国健康保険協会 「第２回：歯周病の基礎知識」

黄色っぽい部分が象牙質、さらに歯髄（神経）と続きます。

エナメル質は体の中でいちばん硬く丈夫な部分ですが、酸には弱いという欠点があります。このため、むし歯菌が出す酸で口の中が酸性に傾くとエナメル質が溶けてしまいます。具体的にはエナメル質の主成分であるカルシウムやリン酸などのミネラルが溶け出し、これを脱灰といいます。

しかしこのようなむし歯菌の作用に対し、私たちも〝やられっぱなし〟というわけではありません。口には、むし歯菌による歯の侵食を食い止めようとする自浄作用があります。

その自浄作用を担っているのが唾液

です。もともと口の中は、中性が健康的とされています。しかし食事をすると、入ってきた糖分を求めてむし歯菌が活発になり、エサとして取り込んだあと酸を出すので、口の中は酸性に傾いてしまいます。それに対し、唾液は弱アルカリ性で、分泌により口腔内を中性に戻す作用があります。この作用により食後数十分ほど経つと、酸性に傾いた口の中は、唾液の力で中性へと戻っていきます。これを唾液の緩衝作用といいます。こうして口の中が中性に戻れば、歯の脱灰は止まるというわけです。

唾液の作用はこれだけではありません。脱灰が止まったのち、むし歯菌によって溶かされてしまったエナメル質を修復する働きも担っています。

唾液には、カルシウムやリンなどのミネラル分が溶け込んでいます。それらが脱灰された歯の表面にくっつくことで、溶けた部分が修復されます。この現象を再石灰化といいます。

再石灰化は人間にもともと備わっている、歯をむし歯から守る自然治癒の仕組みといえます。

再石灰化はいわば私たちの、むし歯菌の活動を抑える抵抗システムのようなもので、これがあるおかげでむし歯菌にやりたい放題にさせずに済んでいるといえます。

ところがこのせっかくのシステムも、持ち主である私たちの生活習慣が良くなければうまく機能しません。

例えば、仕事や勉強をしながらついつい甘いものに手が出て、それが頻繁になれば口の中はいつもむし歯菌にとっての〝エサの宝庫〟となり、酸も出放題になります。唾液がいくらがんばって中性にしようとしても多勢に無勢で力負けしてしまいます。こうして口の中は常に酸性になるので脱灰、つまり歯が溶けていくのを止められない状態になってしまうのです。それが続けばむし歯はどんどん進み、神経に近づくほどしみたり、痛みを強く感じたりするようになる、というわけです。

むし歯ができる前に予防・治療を

むし歯菌が歯の表面に付着し、プラーク（歯垢《しこう》）が形成されるまでには24～48時間程度かかります。プラークは、食べかすや唾液中のタンパク質と細菌が結合して形成されます。プラーク内のむし歯菌が糖を摂取すると、数分以内に酸を産生し始め、この酸がエナメル質を攻撃して脱灰が始まります。この過程は、むし歯菌が糖を摂取するたびに繰り返されます。

こうした反復的な酸の攻撃により、エナメル質が徐々に侵食され、数週間から数カ月の間にエナメル質の損傷が進行します。ただ、個々の食生活や口腔衛生習慣、唾液の量などにより、この期間は変動します。そして内部の象牙質に到達するとむし歯が本格的に形成されます。むし歯菌がさらに深く進行して歯髄に近づくような段階になると、痛みや冷たいものに敏感になります。この段階に至るまでには数カ月から数年かかることがあります。

ですから、むし歯菌が本格的に活動する前に対処する必要があります。プラークが形成される前に、プラークコントロールを行う日常のケアが大切なのです。さらに定期的な検診によって、口腔内の環境悪化を防ぎ、むし歯になる前に治療することが必要となります。早期に発見され、適切な処置が行われれば、むし歯の進行を防ぐことができます。ここまでバージンカリエスができるメカニズムとその対策についての要点を説明しました。むし歯予防について私の歯科医院で指導している具体的な方法は第5章で詳しくお話しします。

大人のむし歯は、「再発＝二次むし歯」が8割!!

ここからは二次むし歯についてお話しします。健康な歯をむし歯にさせないことは大切ですが、実は大人のむし歯は新たに発生するだけでなく、過去に治療した箇所が再びむし歯になる「二次むし歯」のパターンもあります。しかも実は大人のむし歯の多くがこの二次むし歯であると指摘されています。

歯科先進国スウェーデンで予防歯科の父といわれるアクセルソン博士の研究によると、人が30年の間にかかるむし歯の実に8割が二次むし歯だったことが明らかになっています。

しかしこの事実は、日本では一般の人にはあまり知られていません。オーラルケア関連のメーカーが実施したアンケートによると、8割近くの人が一度治療をした歯はむし歯にならないと思っていることが報告されています。

私も日々の診療で、二次むし歯であることを話すと「以前別のところで治療したはずなのに……」と驚かれる人もいます。詰め物や被せ物を入れさえすればむし歯を削った痕はぴたっと塞がれ、ずっとその状態を保てると信じているようです。

しかし、口の中は非常に過酷な環境です。湿度は１００％で細菌が多く、定期的に熱いものや冷たいものが入ってきます。さらに自分の体重ほどの力が昼夜問わず歯にかかっています。そのような環境に人工物を長期間定着させるためには、さまざまな条件をクリアする必要があります。

治療しても「二次むし歯」になる理由

治療したにもかかわらずなぜ二次むし歯が起こるのかと、疑問に思う人も多いと思います。歯科治療では歯を削るのが当たり前だから、損失も何も歯が減るのは分かりきったことで治療のためには仕方がない、と思われがちです。そもそも悪いところをとった痕を埋めるのが治療なのに、二次むし歯ができてしまうのなら、いったいなんのための治療なのかと反論したくなる人もいると思います。

なぜ二次むし歯ができてしまうのかというと「むし歯をつくる4つの要素」が、治療したはずの歯の中でそろってしまったからにほかなりません。つまり菌が口の中にあり、エサがあるなどの環境が整っていて、歯自体も弱く、菌の活動する時間もあるからです。

治療したにもかかわらずこうなってしまう理由は大きく3つあります。

1. 病巣がとりきれていない
2. 修復物の接着が不十分
3. 修復物と歯にギャップがある

これらがなぜ問題を引き起こすのか、詳しくみていきます。

1. 病巣がとりきれていない

むし歯菌に感染した歯質が除去しきれていなければ、そこから二次むし歯ができてしまうのは免れません。もちろん歯科医師は病巣を残さぬよう、細心の注意を払って治療しますが、歯は複雑な形をしているため見えにくい場所もありますし、歯も病巣もとても小さいので見逃してしまう可能性がゼロとはいえません。それもあり、取り残しがないよう広めに削ることが行われがちですが、そうすると歯へのダメージが大きくなり、寿命を縮めてしまうことにつながってしまいます。

そもそも病巣がとりきれていないからといって、それがそのまま二次むし歯の原因となるわけではありません。むし歯菌は好気性で酸素がなければむし歯にはなりません。ですからギャップができてそこに酸素が入るとむし歯が再び発症するのです。
感染した歯質の除去も大事ですが、そのあとの治療で酸素が入り込まないような処置をすることが必要です。

2. 修復物の接着が不十分

修復物は人工の異物ですから、生体と一体化するわけではありません。そのため、接着が確実でなければ隙間ができてしまうのは当然のことです。それゆえ、歯科治療においてはこの「接着」がとても重視されており、歯科材料の進歩＝接着技術の進歩といわれるほど研究開発が進められてきました。

修復物の作り方には直接法と間接法の二つがあります。間接法はインダイレクトボンディングといい、型を取って歯科技工所の技師がつくったものを使います。この項ではおもに直接法のダイレクトボンディングについて説明します。

人工物を歯に付ける方法は大きく「合着」と「接着」に分けられます。合着とは歯と修復物が接するでこぼこした部分に合着剤が入り込み、固まり離れなくなる状態になる機械的な接着方法です。たとえるならパズルのピースをはめるように、凹凸を利用して外れないようにする接合方法といえます。歯科用セメントがおもに使われるのですが、固まることで詰め物や被せ物を密着させているだけなので、年数が経ちセメントが劣化したり溶けたりすると、隙間が空いてしまうことがあります。

これに対し接着は、凹凸のない壁にペタンとくっつけるようなイメージです。接着剤が修復物と一体化し、歯と化学的に結合させるやり方です。こちらも接着剤は歯科用セメントと呼ばれますが、合着で使われるものとは別の薬剤であり、物質の分子レベルで結合するので、ずれたりはがれたりするリスクが低くなります。

合着の場合は摩擦を利用して接合する形ですが、接着の場合は光を当てて化学的に結合させます。接着剤は光硬化（ＬＥＤライトなどで硬化させる）によって固まるため、隙間ができにくくなります。ただこの場合は、透過性のある素材を使わないと接合できないので注意が必要です。

昔は合着しかありませんでしたが、今は技術が進歩し、接着の技法も多く使われるようになってきました。確かに合着より接着のほうがしっかりくっつき、ずれたり外れたりするリスクは少ないです。しかしながら、後者のやり方でありさえすれば接着は万全、とも言い切れません。歯科医師の腕により、接着があまいとやはり隙間ができやすくなります。薬剤も進歩しより結合力の高いものが開発されていますが、それでも人の手で詰める以上、やり方によって接着の精度は左右されてしまいます。だめな接着は、きちんとした合着よりも二次むし歯が起こりやすいといっても過言ではありません。

私は、まだ日本の歯科治療には精度の高い接着の技術が広まっていないように感じています。二次むし歯の要因はほかにもありますが、この接着の確実性だけでもより高まれば、二次むし歯はぐんと減らせるとすら考えています。

3．修復物と歯にギャップがある

ギャップとは、ここでは修復物と歯との境目に生じる段差や隙間を指します。間接法に使用する修復物は、正確に型取りし、その型どおりにつくられれば、治療後の歯にぴったり合わさるはずです。しかしその型取りに問題があったり、接着時に位置がわずかにずれたりすると、接着はたとえぴったりと問題なくできたとしても、ギャップができてしまい二次むし歯の原因になってしまいます。

型を取る場合は、まず型がきれいに取れるような歯の削り方をすることが必要です。そこにゴムのようなもの、印象材を圧着して歯型を取ります。それに石膏を流し込ん

■ **おもな詰め物・被せ物の種類**

種類	素材	特徴
コンポジットレジン(CR)充《じゅう》填《てん》	セラミックと合成樹脂の混合(歯科用のプラスチック)	型を取らず歯に接着する
インレー	金属、レジン(プラスチック)、セラミック(陶器)など	歯の欠けた部分の型を取ってつくられる。いわゆる「詰め物」
クラウン	金属、レジン(プラスチック)、セラミック(陶器)など	歯を削った部分に被せる人工の歯。いわゆる「被せ物」。「差し歯」もこの一種

で技工所で修復物をつくるというのが通常の流れです。ただ型を取っても、取った歯型に誤差があり、また修復物に誤差があれば、誤差が増大してギャップが生まれやすくなります。しかし、マイクロスコープを使って確認することで修復物の精度が増し、ギャップを減らすことができます。

ギャップといっても何しろ数㎜にも満たない歯の一部分ですから、よほどその修復物の出来が悪くない限り、歯科医師であっても目視では見逃してしまうことがあります。しかし、目に見えるか見えないかのレベルのギャップであっても、ミクロの世界に生息するむし歯菌にとっては格好のアジトとなってしまいます。

■ インレー、クラウンに使われる素材

	素材	特徴	見た目	耐久性	費用
インレー	金銀パラジウム合金	いわゆる「銀歯」 金属なので耐久性があり長持ちする。保険適用できる。	×	○	◎
	金合金	いわゆる「金歯」 歯とのなじみがよく、二次むし歯になりにくい。	×	◎	×
	セラミック	自然な歯に近いきれいな見た目を再現できる。	◎	○	△
クラウン	金銀パラジウム合金	いわゆる「銀歯」 金属なので耐久性があり長持ちする。保険適用できる。	×	○	◎
	CAD/CAM冠 （ハイブリッドレジン）	歯の形を3Dでデータ化し、コンピュータ制御で削り出したもの。	△	×	◎
	メタルボンド	金属製の土台をセラミックで覆ったもの。美しさと耐久性を兼ね備えている。	◎	○	×
	ジルコニア	人工関節などにも使われる丈夫な素材で、非常に強度に優れている。	○	◎	×
	e-max （イーマックス）	セラミックのブロックをプレスしたもの。強度が高いうえ、自然な歯に近いきれいな見た目を再現できる。	◎	△	×
	オールセラミック	セラミックだけでつくられている。汚れがつきにくい。	◎	○	×
	ハイブリッドセラミック	プラスチックとセラミックを混ぜた材料でできている。衝撃に強く費用も抑えられる。	×	○	◎
	ジルコニアセラミック	ジルコニア製の土台をセラミックで覆ったもの。ジルコニアの強度とセラミックの自然な色合いを兼ね備えている。	◎	◎	×

皮肉なことに、昔は接着剤の質が今より悪かったので、ギャップから二次むし歯ができると接着面がむし歯になり溶けることで修復物がぽろっととれ、それで二次むし歯ができたことが分かったということがしばしばありました。しかし、今は接着剤が進化して接着部分はしっかり結合しているために、修復物のふちにギャップができていてそこからむし歯が進行しても修復物は外れないため、二次むし歯の発見が遅れることがあります。二次むし歯発生のアラートになってくれていた修復物の脱落が起こらなくなった分、二次むし歯に気づきにくくなっているというわけです。

特に、神経を抜いてしまった歯の場合は、被せ物と歯とのギャップからむし歯が進行していても痛みが出ないため、抜歯しなければならないような状態になるまでむし歯が重症化しても、気がつかないケースもあります。

ひとたび削った歯はエナメル質の下の象牙質が露出している状態ですから、酸に弱く、むし歯が進行しやすくなっています。これがむし歯をつくる3要素の一つ「歯自体も弱い」にあたります。どんなに治療したといっても、このように治療内容に甘さがあると容易に二次むし歯を生み、かえって歯の寿命を縮めてしまうのです。

治療していない歯は当然ながらどこにもギャップはありませんが、治療した歯はどんなに確実な治療でも、人工物との間に継ぎ目がありますから、むし歯菌にとっては棲みつくチャンスがあるといえます。そしてひとたび治療すればその歯は、元の未治療の歯には戻りませんから、これ以降一生の間、リスクを抱えることになります。ましてやその治療の精度が低ければなおのこと、二次むし歯が発生してしまう可能性が高くなることはいうまでもありません。

どんなに精密な修復物でもギャップは必ずできてしまいます。ですからギャップをつくらない接着が非常に大事になってきます。ギャップから菌が中に入ってくるので、わずかな隙間やはみ出しも絶対につくらないよう注意して治療することが必要です。

「治療すれば歯の寿命は延びる」の誤解

さて、ここまでの基礎知識を踏まえ、もう一度Aさんのケースを振り返ってみます。Aさんは20歳でむし歯がぽつぽつとできても、むし歯予防に取り組む機会がありませんでした。そのため、10年間に3、4本のペースで新規のむし歯が発症し、歯医者通いが日常化してしまいました。一方で、20歳のうちに早々に治療した歯はどうなったかといえば、治るどころか状態が悪くなり、破折したことで50歳を待たずに抜歯に至ってしまった歯もありました。Ａさんは当然、むし歯を治せばある程度は歯が長持ちすると思ったから治療を受けたはずです。それにもかかわらず現実は、ほかの未治療の歯に比べずっと早く、寿命が尽きてしまいました。

むし歯を治療したすぐあとは、痛みもなくなり、真新しい修復物も入ったので安心しきってしまいがちですが、長い目で見れば、治療することで寿命を縮めてしまっているといえます。しかしこのことはあまり知られていません。

どうして治療した歯は寿命が縮んでしまうのかというと、二次むし歯が歯を治療することで起こりやすくなってしまうからです。

歯科治療を受けたことを「歯医者で削られた」と言っても通じるくらい、削ることは歯科治療でごく当然の、しかも不可欠なプロセスとして世間にはすっかり浸透しているように思います。

Ｃ２〜Ｃ４はもちろん（Ｃ４では即抜歯の場合もありますが）、Ｃ１で痛みがなくても、削られることがあります。エナメル質の範囲であってもむし歯菌に侵された部分は取り除くのがよいと歯科医師が判断すれば削る処置がとられます。

その際、むし歯のできた部分にはむし歯菌が集合し感染力が高まっていると考える歯科医師もおり、むし歯の部分とともにその周囲も削って〝根絶やし〟にする目的で周囲の健康な歯も含め広めに削るところも多くあります。

むし歯の取り残しがあるよりは、絶対に大丈夫、というくらい広めに削るほうが歯科医師としても安心ですし、患者も「しっかり取ってくれてありがとう」と、たくさん削る医師＝腕の良い医師と思ってしまうかもしれません。

ところが歯を削ることによって逆に二次むし歯のリスクが高まり、治療を繰り返した挙げ句歯を失ってしまう場合もあります。それは、せっかく詰め物や被せ物をしても、その下や歯との境目にむし歯ができてしまうケースが実はたいへん多いからです。

詰め物や被せ物の下にむし歯ができてしまうと、その修復物はもう使い物にはならず、取り除いてむし歯を削ることになります。そして削ったあとには再度、新たな修復物で処置をしますが、歯は削った分減っていますので、前回の治療よりも大きな修復物を入れることになります。そして何年かあとに再びむし歯ができ、また修復して……ということを繰り返しているうちに歯はどんどん削られ、神経に達すると、神経を抜く処置がとられることになります。

しかし、歯髄と呼ばれる神経組織には血管も通っており、歯はそこから栄養を供給

■ リピーテッド・レストレーション・サイクル

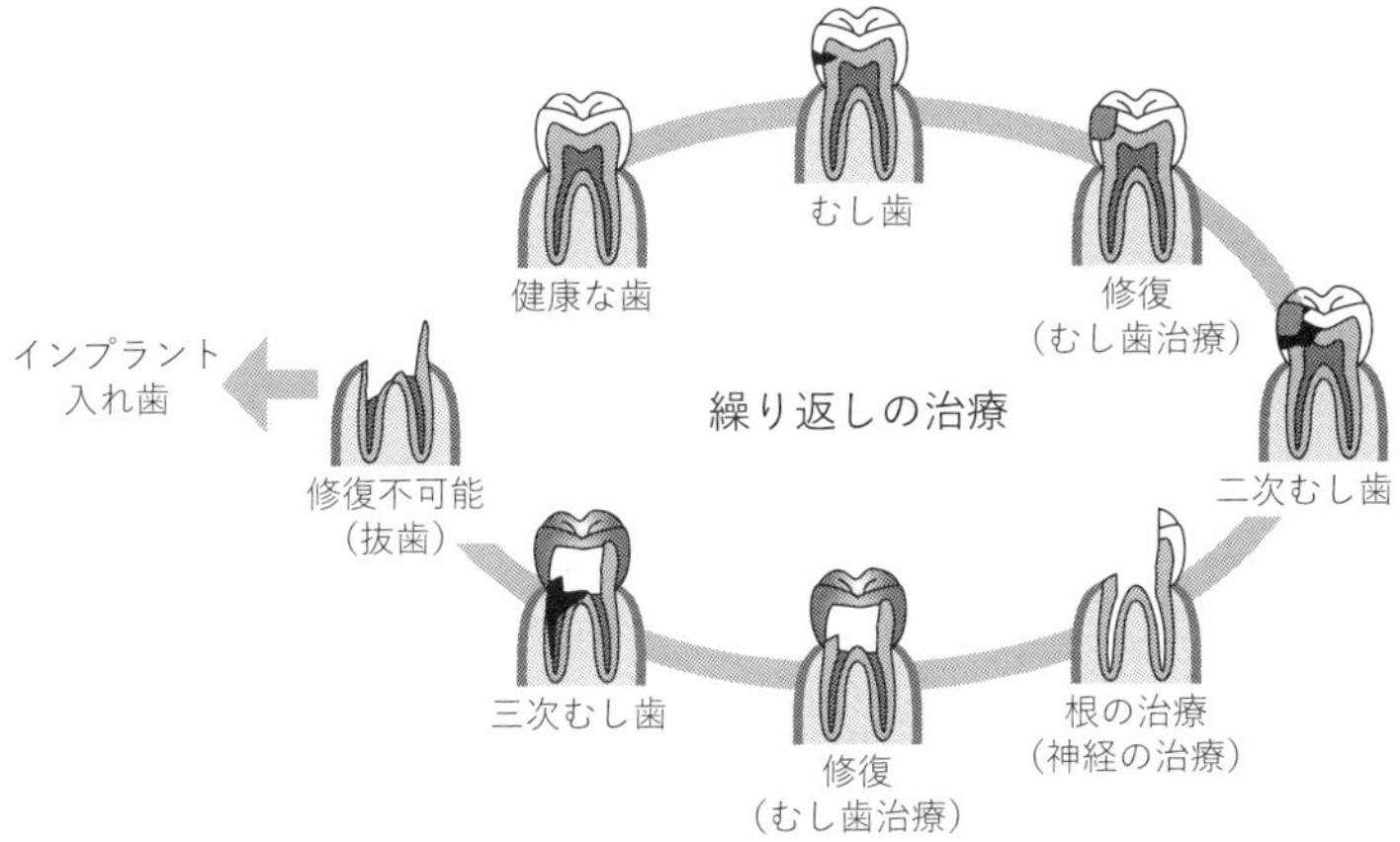

出典：西本歯科医院ホームページ 「虫歯の治療」

されるので、それがなくなると歯は枯れ木のようになり、たいへんもろくなってしまいます。そのためちょっとしたことで破折し抜歯せざるを得なくなることもありますし、破折しなくても二次むし歯ができれば歯の奥のほうまで溶かされ、根元に近い部分しか残らなくなり、やはり抜歯せざるを得なくなります。

つまり、治療を重ねるほど歯へのダメージは大きくなり、寿命が短くなってしまいます。日本において、高齢になるほど残存歯数が少なくなる大きな理由はここにあります。

経済的な面でも、治療費がかかる割に歯が長持ちしないというのはなんとも釈然としないと思う人も多いのではないかと思います。

このようにむし歯の発生と再治療を繰り返すことをリピーテッド・レストレーション・サイクルといいます。

最終的に抜歯に至るので、削ればその分、歯の寿命は短くなることをリピーテッド・レストレーション・サイクルは示しています。

一本の歯に対して何回治療できるかは、1回の治療時にどのくらい歯を削るかによって変わってきます。多めに削ってしまうと、のちのちその歯が受けられる治療の回数は少なくなってしまい、「もう削れないので、抜くしかありません」と言われるリスクが高くなります。また神経を抜いた歯は弱くなっているので、その後再治療の必要はなくなっても、何かのきっかけで破折してしまうことも考えられます。そうなるとやはり抜歯しなければならなくなります。

こうしたことから、一回に削る量は最小限にとどめるほうが、歯の寿命を延ばすのには望ましいといえます。

二次むし歯を食い止めなければ歯の寿命は縮む一方

二次むし歯がもたらす影響を、歯の寿命の観点から考えてみると、むし歯を繰り返すほど永らえることが難しくなることは明らかです。歯は治療回数が増えれば増えるほど小さくならざるを得ないからです。二次むし歯を治療するために削り、またむし歯になっては削りといったことを繰り返せばやがて神経を抜かざるを得なくなります。その結果、歯がもろくなって折れてしまえば、抜歯するしか手立てがなくなります。

修復物は、噛み合わせも考慮して元の歯と同じ高さになるようつくられますから、接着してしまえばあたかも、元の歯が戻ったような感覚になりがちです。もちろん元の歯とできるだけ近い噛み合わせにして不便のないように修復物はつくられるので、その感覚が得られること自体は悪くありません。しかし半面、自分の歯が小さくなってしまった実感が薄れてしまうことは否めません。治療してしまえばもう痛みはありませんし、以前と同じように噛めるので、むし歯だったことを忘れてしまうこともあります。

しかし、大人のむし歯の多くは二次むし歯であることを忘れてはなりません。二次むし歯になると、歯を失う負の循環といえる終わりなきリピーテッド・レストレーション・サイクルに入ってしまう可能性が非常に高くなってしまいます。

これが仮に歯ではなくて体のほかの臓器の病気であれば、再発の可能性があると言われれば心配になって定期的に病院で診察を受けたりすることもあると思いますが、歯の問題となるとつい二の次にしてしまう人も多いのではないかと思います。

体の病気に置き換えると、再発を恐れる気持ちが強くなるのに、むし歯の話になるとなぜか、「またむし歯になっちゃった、仕方ない」で済まされてしまうのはなんともおかしな話です。では、むし歯を繰り返して歯が削られ、歯がどんどん小さくなるリピーテッド・レストレーション・サイクルを止めるためにはどうしたらいいかといえば、答えは実にシンプルです。

二次むし歯を極力起こさない治療を受けること、これに尽きます。

本当は二次むし歯が起こらない治療、と言いたいのですが、医学・歯学とも生身の人間を対象とする以上、絶対はない世界なので二次むし歯を極力起こさない、という表現にしています。

今の日本のむし歯治療には、残念ながら寿命を短くしてしまう治療と、できるだけ永らえる治療があります。その違いは使用する装置や道具、歯科素材や薬品によっても生じますが、何よりそれらを使いこなす歯科医師の腕がものをいいます。

二次むし歯を抑える治療のポイント

二次むし歯を抑える治療のポイントは、その原因をすべてクリアにすることです。

二次むし歯が発生する要因はおもに3つあります。一つ目はむし歯の病巣をとりきれていないこと、二つ目は修復物をはめ込む際の歯との接着が「あまい」こと、三つ目は修復物と歯との境目のギャップが大きいことです。

これらのうち前の2つは、歯科医師の腕にかかってきます。つまりこれらにおいて、高精度で完成度の高い治療であればあるほど、二次むし歯のリスクは抑えられる、と私は断言できます。

そのために必要な治療とはどのようなものなのかというと、次の3つのポイントが挙げられます。

1．最新技術によるフォロー

病巣を確実に除去することは必要ですが、人間の手作業には限界があります。

医療技術が発達したこんにちでは、確実な治療をサポートする機械やシステムを上手に利用することも、患者に高いクオリティの治療を提供するためには避けて通れません。歯科医師も、自分だけで悪戦苦闘するより効率良く高い治療技術を提供できます。

その一つに、マイクロスコープがあります。マイクロスコープによる確認で、型取りや咬合採得《こうごうさいとく》の際の微細な誤差を減らすことができます。これにより、補綴《ほてつ》物のフィット感や機能性が向上します。

2. 高度な接着技術

修復物の接着はいくつもの工程を踏み、一つひとつ慎重に慎重を期して行われます。ざっと挙げるだけでも、仮歯や仮の詰め物をきれいに除去し、エッチングといって修復物の内面に接着力を高める処理をし、隣り合う歯に接着剤がつかないよう注意して正しく接着し、固定するといった工程を踏みます。こうした一つひとつのプロセスは歯科医師の技術が伴わなければ「あまい」治療となり、二次むし歯が発生する確率を高めてしまいます。

例えば、治療中に歯に空気が吹き付けられることがあります。これはエアブローといって、痛みの程度や神経が生きているかを確認するためや、水気を飛ばすことで歯の状態を見やすくするための処置ですが、接着時の乾燥のためにも行われます。空気を吹き付けて接着剤に含まれている水分や有機溶媒を飛ばして接着力を高めるのですが、ただ当てればいいというわけではなく、当てる距離や角度、時間などの加減一つで接着力は左右されてしまいます。ちなみに、象牙質には水分が多いので、接着剤もなじみのよい親水性のある成分でできていますが、接着したときに水分が多過ぎるとそれが逆に密着の妨げになります。そのため余分な水分を飛ばすことが必要です。

3．ギャップをつくらない精密さ

接着がうまくないと固定力が低下し、微妙にずれてしまうことが考えられます。精巧につくられた修復物でも、最終的には装着してきちんとフィットしているかを歯科医師が確認しなければなりません。また、噛み合わせも確認し、必要があれば修復物の表面を研磨し調整します。接着する前にはめ込んだ状態でよく「シートをかちかち噛んでください」とか、「ぎりぎり歯ぎしりしてください」と言われることがあると思いますが、それは噛み合わせをチェックするのが目的です。

こうした「確認、調整、接着」はいずれもミクロの世界で、ごくわずかなずれも見逃さずに行うことがギャップを防ぐポイントとなります。一般には分からない程度の微妙な誤差でも、修復物がぴったり収まらず歯に段差や隙間ができ、二次むし歯の温床となってしまいます。それだけでなく、修復物が外れる一因にもなります。

このようにそれぞれの工程で精密さをどれだけ極められるかが、二次むし歯を極力起こさない治療の実現を左右するといえます。

例えば、体の病気を治療するのに担当する医師によってあの医師が行う治療だと7割再発するが、この医師の治療なら2割というのだったら、最初から再発リスクの低い治療をしてくれる医師のところへ行きたいのが自然な心理です。むし歯も同じです。できるだけ二次むし歯を発生させない治療を受ける、これが歯の寿命を延ばす最も合理的な策といえます。

一度治療をした歯に、二次むし歯ができるのは決して珍しいことではありません。最初の治療時にむし歯になった部分をすべて取り切れていなかったり、歯を削って詰め物や被せ物をした際に、接着が不十分だったり、歯と詰め物・被せ物との間に隙間や段差があったりする場合、容易に二次むし歯は発生してしまいます。

また二次むし歯は詰め物・被せ物の下で進むことが多く、外から見て判断するのが難しいという特徴があります。気づきにくい分、痛みを感じるようになったときにはかなりむし歯が進んでいることも珍しくありません。

むし歯を繰り返すと歯はどんどん削られ、寿命も短くなる一方です。やがて削る部分がなくなり、最終的に抜歯せざるを得なくなる恐れもあります。そうなる前に、削る↓詰める・被せる↓二次むし歯ができる↓また削る……という負のサイクルを断ち切るには、なるべく二次むし歯の発生を防げる治療を受けるしかありません。

二次むし歯を起こしにくい治療を見分けるポイントとして、まずクオリティの高い医療機器を活用した治療を受けることが挙げられます。例えば対象物を20倍まで拡大でき、かつ照明機能を備えたマイクロスコープ（歯科用顕微鏡）を使えば、精密な治療が可能になります。

さらに高度な接着技術、歯と詰め物・被せ物の間に隙間をつくらない精密な技術をもつ歯科医師のもとで治療を受けることも重要です。

「最小限の介入」MIが寿命を延ばす

エナメル質と神経を残すことが歯の寿命を延ばす最も重要なことですが、残すことありきで、むし歯の取り残しがあってはなんのための治療か分かりません。①削るのは最小限に、②神経は極力残す、そして③むし歯菌に感染した歯質は確実に取り除く――これが私が考える歯の寿命を延ばす最適解です。

患者の健康な歯をできるだけ削らず、必要以上に損なわない治療をMI治療と呼びます。

MIとはミニマルインターベンション（Minimal Intervention）の略で、直訳すると最小限の介入、となります。介入とは歯科・医科分野では治療をはじめとする専門スタッフの関わりを指します。したがってMIはできるだけ体に負担をかけない処置のことを指すといえます。

むし歯においてMIを実現するためには、できるだけ歯を削らず、歯を守るための予防的治療やケアを行い、それを医療機関だけでなく自宅でも行えるよう指導することや知識を伝えることが必要です。

私はこの「むし歯治療で大切な3つのこと」を医院のコンセプトとしており、2012年からマイクロスコープを活用したMI治療を行ってきました。公の統計はないものの、日本でもMI治療の考え方に基づき、歯をできるだけ残す治療法を行う歯科医院は、ここ10年くらいの間をみても増えつつある印象です。

小さいむし歯治療に使われる詰め物の歯科材料に、コンポジットレジンというものがあります。金属の詰め物よりは、むし歯の周辺をあまり大きく削らずに接着可能であるという利点はあるのですが、昔は接着力や強度に問題があり、すぐ外れてしまったり、壊れやすかったりしたためあまり使われませんでした。

しかし、最近はコンポジットレジンの接着性が進歩してきたこともあり、削る量を最小限にしてレジンで削った痕を塞ぐ技術も広まってきています。

また、脱灰を抑え、自分の歯を自然治癒力で治すことで、初期のむし歯は削らずに経過観察することが可能となるため、「再石灰化」が重要視されています。

日本でも近年は、軽いむし歯は削らずに様子を見るほうが、歯には優しいことが一般の人にも徐々に知られるようになってきました。また、再石灰化を促進する口内環境をつくる洗口液など、オーラルケア製品の開発も積極的に行われるようになってきましたし、子どものむし歯予防策として歯科医院でのフッ素塗布もよく行われるようになってきています。

むし歯治療を行うには歯を削ることが避けられませんが、できるだけ少ない量にとどめることを心がけることで歯の寿命を延ばすことができます。その点から考えれば、歯はひとたび削れば再生することができないので、できるだけ削らずに修復するのが最善であることは誰が考えても明らかだと思います。

特に、初めてむし歯になった歯をどう治療するかは、その先の長い歯の寿命を大きく左右します。私の歯科医院には比較的若い世代の、初発のむし歯で来る患者が多く、このＭＩ治療を数多く行っています。

歯の寿命を延ばしたいなら「予防と、軽微なうちに良い治療」を受けること！

ただ、どんなにＭＩ治療が歯の寿命を延ばすのに有用でも、進行してしまったむし歯ではどうしても限界があります。むし歯ですでに大きな穴が開いてしまってからでは、できるだけ削らないとしても残せる歯は小さくなってしまいます。だからといって、進行したむし歯は手遅れというわけではなく、それで確実に治療し二次むし歯を抑えられれば歯の寿命は延ばせます。神経を温存して抜かずに済むようにするのも、ＭＩ治療の考え方にかなってはいます。しかしできることなら、もっと軽微なうちに治すほうがベターであることは明らかです。

神経を取ってしまうと、ある日突然歯が折れることがあります。逆に神経が残っている歯は破折を起こすリスクが低いので、治療においてはこの神経を残すということが重要です。それによって治療の内容も複雑にならず、治療費もむし歯が軽微なほど安く済むことになります。

どんな病気にもいえることですが、重症化するほど高度な治療が必要になりますし、時間もかかるので治療費がかさみます。歯科も例外ではありません。

それにもかかわらず、成功率はどうかといえば決して高くはありません。例えば、重度のむし歯に対して行われることの多い根管治療は、成功率30〜50％ともいわれています。

数年経って同じ場所が再びむし歯になり受診すると「被せ物にも寿命があるから」などと言われたことがある人も少なくないと思います。患者は、歯科治療技術の細かいことまでは分かりませんから、自分の受けた治療が最低限の内容であっても、よほどの不具合が起きなければ分かりようがありません。そのため、歯科医師の言葉に仕方がない、と納得しがちです。

しかし、修復物に寿命があるからというのは歯科医師の言い逃れにすぎません。二次むし歯の発生を左右するのは材料の耐久性よりも、接着がきちんとできているかと、ギャップができていないか、つまり歯科医師の腕によるところが大きいのです。

診療台に上がると自分が完全に受け身の状態になり、痛みのない治療を期待してしまう人もいると思います。しかしそれでは、自分の歯のことを本当に考えて、永らえる治療をしてくれる歯科医師と巡り合うのを運任せにしてしまうことになり、得策とはいえません。これからの時代は患者も、自分の歯を永らえてくれる良い治療をしてくれる歯科医師を調べ、選び取る力が求められてくると思います。

第3章

肉眼による治療には限界がある――視野を20倍に拡大する「マイクロスコープ」で歯への負担を軽減する

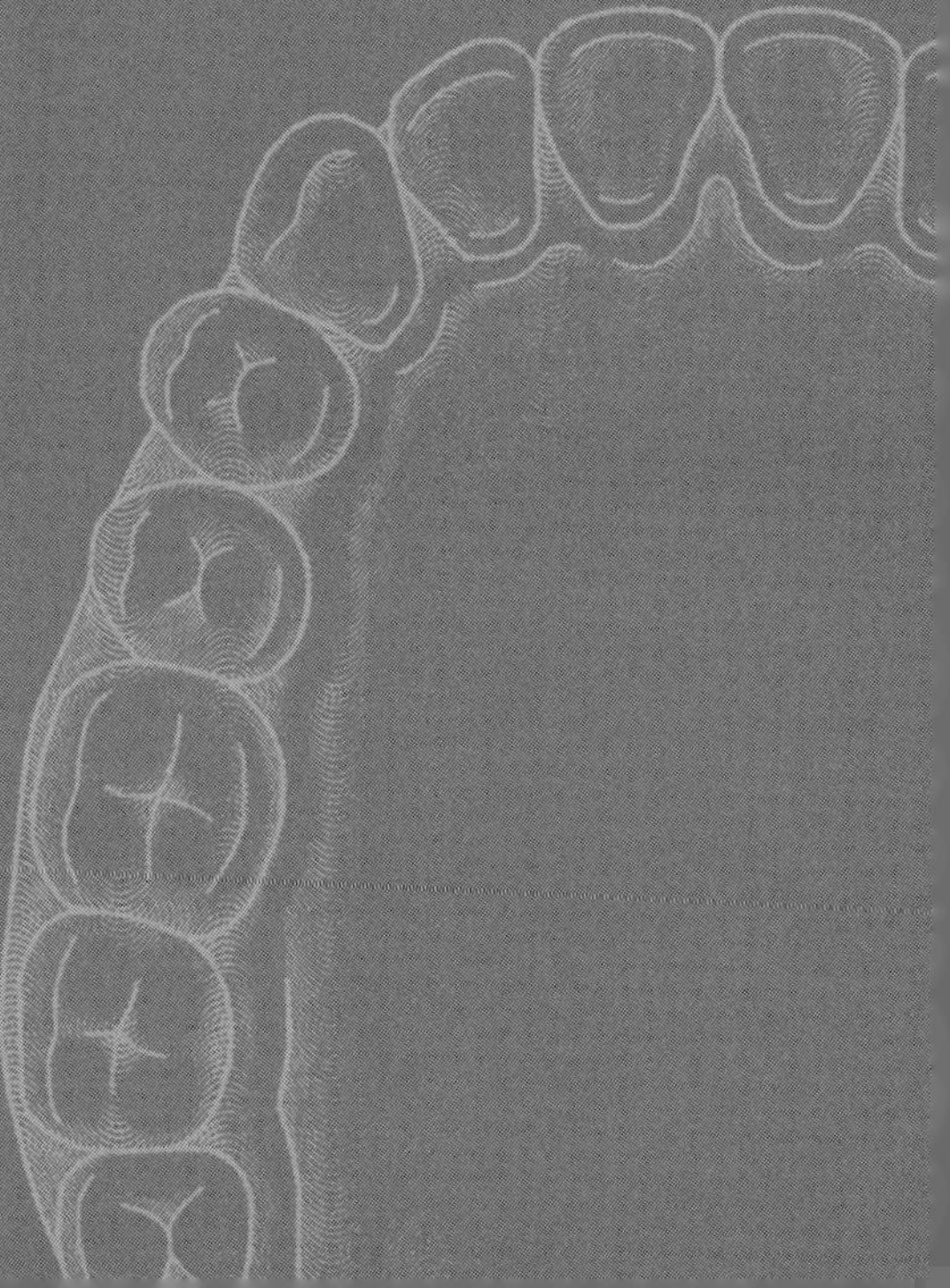

外科手術から発展した歯科専用の顕微鏡

リピーテッド・レストレーション・サイクルは、神経がある状態であれば、二次むし歯にならない限り、次のステージにはいきません。しかしそうはいっても医療に絶対はないので、再治療を限りなくゼロに近づけることが現実的な目標となります。

歯科材料や設備、器具は日進月歩で改良されていますので、私は良いと思ったものは積極的に採り入れ、その時点でベストなやり方を常に考え実践しています。よって、これで完成形と満足する日は私が現役歯科医師であり続ける限り来ないのかもしれませんが、高精度な治療を行うにあたり非常に役立つツールがあります。

二次むし歯のリスクを限りなく抑え、歯の寿命を延ばす治療のために有効な装置、それが歯科用マイクロスコープです。

マイクロスコープの三大特徴

マイクロスコープは高解像度のレンズを備えており、口腔内の微細な構造や病変を拡大して観察することができるため、歯の根管治療や歯周治療、歯の補綴《ほてつ》治療など、

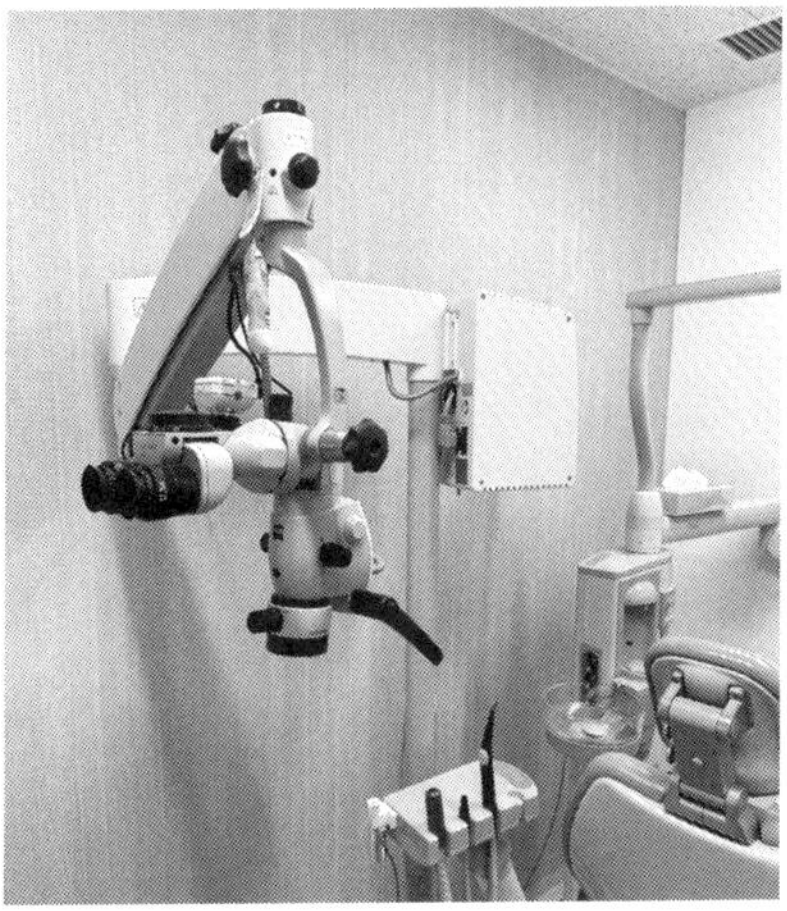
歯科用マイクロスコープ

さまざまな歯科治療の際に活用されます。特に、根管治療においては、微細な根管の内部構造を観察し、細かい手技を行う際に歯科用マイクロスコープが大きな助けとなります。

それだけではありません。肉眼では見えにくい口の中の細かなところまでくっきり見るためには、明るさも必要です。そのためマイクロスコープは治療に適した何種類もの光を自由自在に切り替え、照射できる機能を備えています。さらに、デジタル技術を駆使して画像や動画を記録する機能も備わっているので、病状の評価や治療経過・結果の把握や確認、患者への説明に大いに役立っています。

機種ごとに、治療を補助するさまざまな機能が備わっている部分はありますが、拡大・照明・動画の記録がマイクロスコープの三大特徴です。

「二次むし歯をつくらない修復治療」を極めるマイクロスコープ

マイクロスコープを活用した精密歯科治療は、二次むし歯のリスクを最小限に抑え、歯の寿命を延ばすために非常に有効です。むし歯治療のポイントである「むし歯菌に感染した歯質を確実に除去する」「接着を確実に」「修復物とのギャップをつくらない」のうち、マイクロスコープでは少なくともむし歯菌に感染した歯質の除去と、修復物とのギャップをつくらないことにおいて大きなサポートとなるからです。特にダイレクトボンディング、根管治療や歯髄温存療法において、顕著であるといえます。また、歯の寿命を延ばすにはむし歯を確実かつ「最小限に削る」ことが重要ですが、マイクロスコープを駆使することでこれも高い精度を目指せます。

マイクロスコープの普及率が低い我が国では、歯科治療は細かい部分を扱う治療がほとんどであるにもかかわらず、肉眼もしくは2～3倍のルーペを使って見える範囲で行われていることが多いのが実情です。このような歯科治療のやり方では、実際、細かな問題点が見逃されていることも多く、本当に悪い部分が見落とされていたり、もしくは逆に悪くない部分まで削られてしまったり、ということが起こってきます。それがリピーテッド・レストレーション・サイクルの大きな要因になることはいうまでもありません。

その点、マイクロスコープを使えば、肉眼やルーペでは確認できない微小な、あるいは見えにくい場所にあるむし歯の発見が可能であり、治療が必要か予防措置で経過観察をすればよいかの判断もつけられます。

また、場合によってはむし歯の前兆になり得る歯面のわずかなクラック（ひび）も見つけることが容易になります。これも見つかれば早急な処置が必要なのか、それとも経過観察が適しているかの判断ができます。

削るのを最小限にすること、そして精度の高い治療をすることにおいて、マイクロスコープはたいへん有用です。それは言い換えれば、二次むし歯を発生させない治療と、歯の寿命を縮めずできるだけ延ばす治療の両方に大きく貢献できるということです。マイクロスコープを上手に活用すれば、80歳で20本以上という国レベルで課題としている残存歯数の増加にもつながると私は強く信じています。

最大約20倍、治療中の倍率変更やピント合わせもスムーズ

従来の歯科治療で広く使われている歯科用ルーペ（拡大鏡）で得られる拡大率は２〜６倍程度が標準です。なかには10倍程度まで拡大できるものもありますが、その分重くなったり、鏡筒（目に当てるレンズがはめ込まれた筒状のパーツ）が長くなったりします。一方、マイクロスコープの拡大率は最大20倍程度と高く、ルーペでは確認が困難な歯の根管の先の部分もはっきり見ることができます。私の歯科医院では最大倍率20倍のマイクロスコープをすべての診療台に導入しています。

20倍と数字で言われてもピンとこないかもしれませんが、１㎝四方の奥歯があるとすると、20㎝四方まで拡大できるということです。これが5倍のルーペでは５㎝四方ですから、その差は歴然としています。マイクロスコープを通すと、小さな異変や異物に気づくことができます。小さなヒビが入っているのを発見したり、細くなっている根管の入り口を探したりすることもできます。歯科医師であれば色の違いも含め、細部の様子からむし歯の感染状況を容易に判断することができます。

■ マイクロスコープの拡大率ごとの見え方

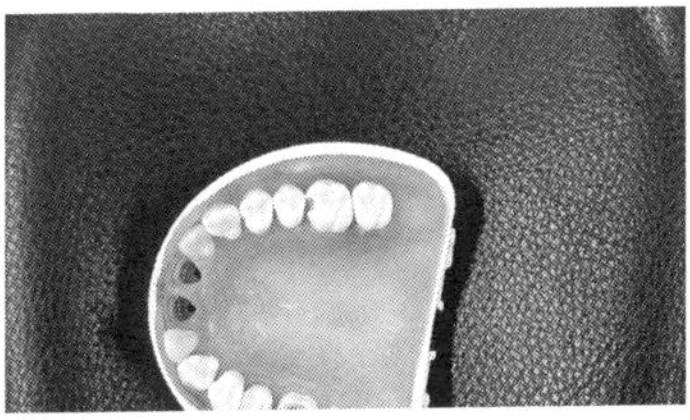

1倍

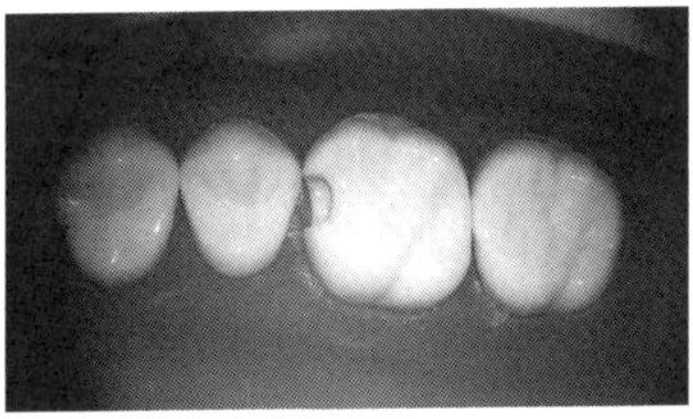

5.1倍

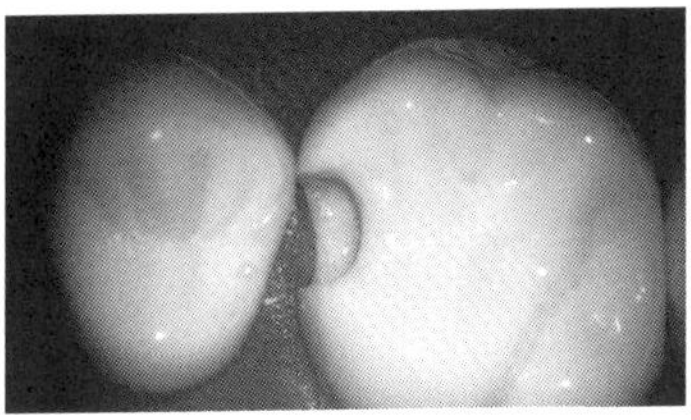

13.6倍

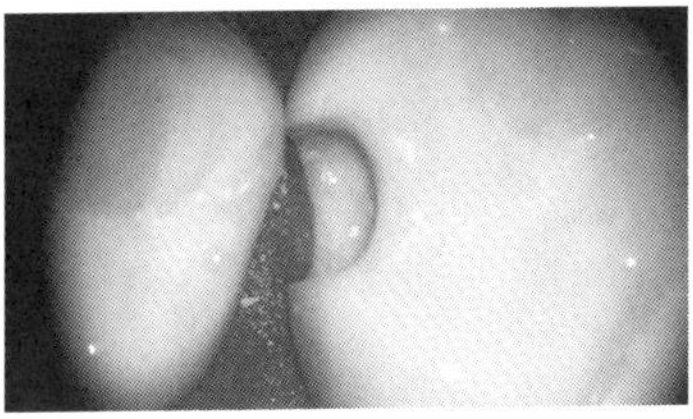

21.3倍

マイクロスコープはただ大きく見えるだけではなく、治療中でも操作一つで拡大率をフレキシブルに変えられる点が非常に便利です。歯科治療では、一定の拡大率ですべての治療が支障なく行えることもあります。一方、歯の根元の治療である根管治療など、視野が狭い奥のほうの小さいところをより鮮明に見たいときに、マイクロスコープならその場でズームができますし、ピントも調整可能です。

見たい場所をピンポイントで照らし、明るさ調整も

歯科治療にとって「照明」は患部を的確にとらえ治療するために、たいへん重要な役割を果たしています。マイクロスコープにおいても照明機能は不可欠であり、さらにさまざまなケースに対し最適な明るさを確保できる工夫がされています。

マイクロスコープはレンズ自体から光が出ているので、患部の深い穴までも光が届きます。これに対してルーペは歯科医師の目の上の位置から光が出るため、肝心の患部を見るときに影ができてしまって見にくくなることがあります。特に根管治療などで歯の奥のほうを見たいとき、ルーペでは十分に確認することができません。その点、マイクロスコープは光量も強く奥まで光を届かせることができますし、治療中に明るさを調整できるので治療の精度が上がります。

また、マイクロスコープには蛍光物質を光らせるブラックライトを搭載している機種もあり、二次むし歯の治療に役立ちます。

修復物のほとんどには蛍光物質が含まれています。例えば以前、他院で修復物を入れた箇所に二次むし歯が起こってしまったようなケースで、どこまでが修復物でどこからがむし歯かを明確に見分けるのに、ブラックライトがたいへん有用でした。

このように、マイクロスコープの照明の特徴は、明るさと光の種類を柔軟に変えられることにあります。これにより、さまざまな治療に適した明るさや光を選択し、より正確かつ効果的な治療を行うことが可能となります。

■ 健常歯髄の毛細血管

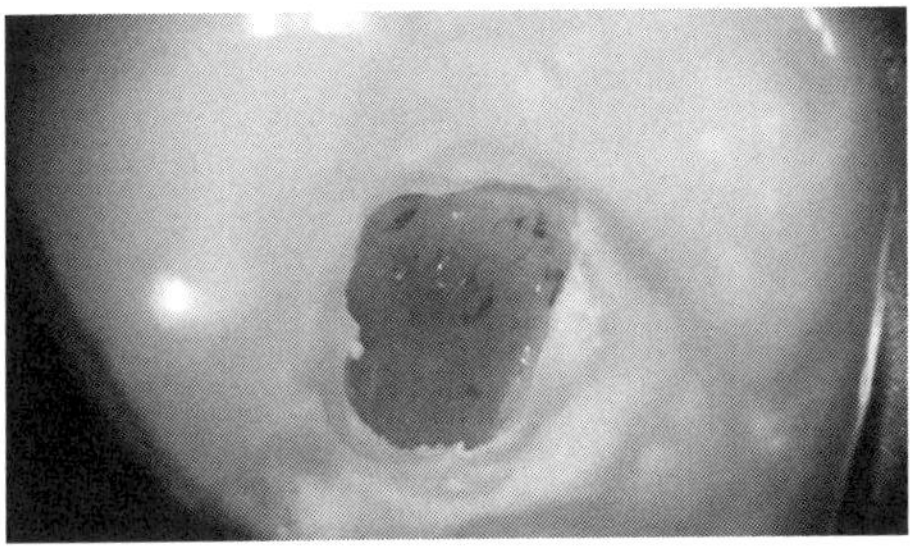

歯髄内の毛細血管が炎症を起こしているかどうかをマイクロスコープで確認することで、むし歯の進行具合を判断できる

自分の治療状況を録画で確認

マイクロスコープは撮影、録画の機能を内蔵しているため、治療時の状況は動画として保存されます。私の歯科医院では毎回治療が終わったあと、その動画を患者に見せながら口の中の状態や治療の説明を行っています。ただし治療前と状況が異なり、説明が必要な場合には治療を中断して、モニターで録画を見せながら詳しい説明をすることもあります。

その後、その動画を患者のスマートフォンに送ったり、クラウドにアップロードしたりして患者がいつでも見られるようにしています。もちろんプライバシーは保護されなければいけませんから、治療を受けた本人だけが閲覧できるよう制限をかけています。

　普段は自分で鏡を見ながら大きく口を開けてもよく見えない歯の奥のほうまでくっきりと見えるので「こんなに細かく見えるなんて！」と驚きますし、「こんなふうになっているんですね」と感心しながらモニターをじっと見ている人もいます。また、肉眼ではごく細い器具でも、マイクロスコープで拡大した画像では、それが歯に対してどのような治療をするのかつぶさに観察できるので、「こんな細かいこともできるんですね」と治療技術に感心されることもしばしばあります。それと同時に、治療の細かな手順となぜそれが必要かまで、丁寧に説明してもらえることに対し感謝の言葉をかけられることも少なくありません。動画をあとから見直したり、クラウド上で確認できたりすることも好評で、自分の口の中にいっそう関心をもち、これからはケアをきちんとしなければ、と思ってもらえるようです。

　やはり、治療後に口を開けた状態で手鏡を持って、自分の歯を見ながら説明を受けるだけでは、患者はどんな治療だったのかあまり理解できないまま「修復物はきれいに入っているようだし、痛みもなくなったからまあいいや」で終わってしまいがちだと思います。しかし、動画をあとから見返しながら説明を受ければ、疑問点や、もうちょっと詳しく聞きたいと思うようなことも出てくることもあります。また、歯科医師へ質問をすることで、疑問や不安が解消できれば治療への満足度もより高いものになります。

マイクロスコープの3つのメリット

マイクロスコープは歯科治療の質を向上させるツールです。マイクロスコープを使うことで患者が得られるむし歯治療のメリットは、大きく分けると3つあります。

〈治療精度が高まる〉

マイクロスコープのメリットといえば、何といっても大きく見えることです。拡大視野下で処置ができれば、精度が上がることは一般の人でもイメージできると思います。特に歯1本を救うための保存治療では、大きく見えて精度が高い処置を行えることに優位性があります。精度の高い治療を行うことで、保存治療の一つであるむし歯においても、二次むし歯のリスクが格段に下がりますし、それによって歯の寿命を延ばすことも可能になります。

〈自分の口の中の状態がよく分かる〉

映し出した画像、映像を保存できるのが、歯科用ルーペとの大きな違いです。マイクロスコープを使うと、患者の口の中が大きくはっきりモニターに映し出されるので、むし歯の場所だけでなくほかの歯も含めた口の中の状態がよく分かります。普段から口や歯の健康に気を配り、毎日のように鏡で口の中を見るといった健康意識の高い人でも、マイクロスコープを使って口の中を見て、汚れの落とし残しや初期のむし歯など、家では気づかなかったことを発見し驚くものです。実際に自分の目で見ることで自分の口の中に興味が湧き、口の中の健康にも意識が向いて歯を大事にしようという気持ちになります。それによって今度は歯科医師と一緒に治療に前向きになる、という患者と医師の双方にとって良い効果も期待できます。私の歯科医院では、新たなむし歯をつくらないための予防啓発にも力を入れています。マイクロスコープで記録した動画を見てもらうことは、そうした予防意識を高めるためにも非常に役立っているといえます。

〈治療の効率が良くなり、治療のトータル時間を短縮できる〉

マイクロスコープを使うと治療時間が長くなると思っている人が歯科医師にも患者

にもいますが、それは大きな間違いです。細かい作業が必要な処置で、同じ治療結果を求めるなら、マイクロスコープを使ったほうが圧倒的に速いです。もちろん、マイクロスコープをしっかり使いこなしていることが条件になります。むし歯をはじめ、歯科疾患の病態は10人患者がいれば10人とも違うといっていいほどさまざまです。むし歯の場所や進み具合、あるいは歯並びや噛み合わせなどにより、細やかな個別対応が求められます。そのため実際の治療の場では、歯科医師が一人ひとりの患者にベストな治療を行うので、試行錯誤する場面も少なからずあります。

いちばんよくあるケースが根管治療ではないかと思います。根管治療では歯の根元の奥のほうにある感染源をきれいに取り除く必要があります。しかし、よく見えなければ歯科医師がそれまでの自分の経験と勘を頼りに判断しなければなりません。もし感染源が残っていれば、痛みなどの症状が起こります。そのため、一度治療してみてから時間を空けて痛みがあるか確認し、必要に応じて再度治療するというプロセスを繰り返し、痛みがなくなるまで細かく治療を行うことになります。確実に感染源を除去するためとはいえ、患者にとっては何度も通院しなければならず非効率です。

その点、マイクロスコープを使うと歯の奥や根っこの先の状態まではっきりと分かるので、治療すべき場所が明確となり、そのような試行錯誤をしなくて済みます。患者にとっても通院回数が少なくなり、一回の治療時間が短くなれば負担も大きく減ることになります。

ただし、こうした治療ができるようになるまでには非常に時間がかかります。そのため途中で使用を諦める医師もいます。ですから効率の良い治療ができるのは、マイクロスコープに慣れて使い方がうまくなった医師のみなのです。

マイクロスコープを使いこなすには技術が必要

マイクロスコープは、眼科や脳外科のような細かい部分を扱う診療科では当たり前のように使われています。一方、同じように細かい部分への細かい手技が求められる歯科医院では、まだまだマイクロスコープが普及しているとはいえないのが実情です。公の統計はないものの、普及率は5％程度にすぎないといわれています。２０１２年に私がマイクロスコープを使い始めた当初は１％にも満たなかったと記憶しています。その後、導入する医療機関は年々少しずつ増えてきてはいるものの、いまだ患者が自分の住む地域でマイクロスコープによる保存治療を行っている歯科医院を探したくても、すぐ見つかるような状況とはいえません。

参考までに米国はどうかといえば、1998年に根管治療の専門医の教育プログラムでマイクロスコープを使うことが義務付けられています。実際には根管治療に特化した機材として使用されており、それ以外で使用されることはあまりありません。しかし日本ではそれ以外の治療においても活用しています。

一般に欧米は進んでいて日本は遅れているという風潮がありますが、決してそんなことはありません。確かに定期検診の受診率では負けているかもしれませんが、指先の器用な日本人はその技術力と、何より治療に関する誠実さ、より良い治療法を生み出す創造力という点では決して負けてはいないのです。

日本であまりマイクロスコープが普及していない背景の一つに、コストの壁があると思われます。メーカーや機種により幅はありますが、1台数百万円かかり、高性能モデルでは1000万円を超えるものもあります。そのため経営判断として、導入を見合わせざるを得ないところもあると思います。

ただ私は、そうした経営上の問題だけが普及の妨げになる理由とは考えていません。

確かにマイクロスコープは長い歯科治療の歴史のなかでは最新鋭といってもいい装置ではあるものの、歯科治療で用いられるほかの機器や設備のなかで、突出して費用が高いわけではないからです。

例えば治療のため歯科医院を受診すると、多くの場合、最初にレントゲンやCTなどの画像検査を受けます。このCTを導入するには、1台500万~1000万円と高額ですが、歯科用CTの普及率は約20％といわれており、高い数字ではないものの、マイクロスコープよりは普及しています。高価であっても操作に特別な技術がいらず、コストの回収も見込めるとなれば導入が進むのは自然な流れといえます。特に若手の歯科医師が開業する際には積極的に導入を考える装置の一つです。

そのほかにも、歯型をデジタル撮影、画像処理して精度の高い修復物の〝設計図〟を作成するCADシステムなどは開業医でも導入するところが増えてきています。これらはさほど医療スタッフの操作に高い技術は要求されません。誰がやっても同じというと言いすぎかもしれませんが、マイクロスコープに比べれば短期間で習得可能で、すぐ診療の現場で使いこなすことができるといえます。

一方、マイクロスコープはただ導入しただけでは治療精度の向上には結び付きません。独学で操作を習得できる人もいますが、多くはメーカーや学会が開催するセミナー等を受講し、練習を重ねる必要があります。しかし操作の習得には非常に時間がかかり、診療と並行して学ぶのが大変なためにマイクロスコープを導入したいと思わない医師も多いです。

保険診療においては、マイクロスコープを使用した場合に「マイクロスコープ使用加算」が適用される場合があります。ただし具体的な加算点数や適用条件は治療の種類や診療科によって異なるため、一律に適用されるわけではありません。ただ一部ではマイクロスコープ加算を取るためにマイクロスコープを1台だけ入れて、診療報酬を得ようとする歯科医師もいます。

マイクロスコープの操作には非常に多くの能力が求められます。装置には拡大や照明、録画など治療をサポートする優秀な機能がついていますが、治療そのものを担うわけではないからです。歯のどこを拡大し、いつ照明を当てるといった判断もしてくれるわけではありません。その点では、歯科治療で昔からある、歯を削るドリルと同じ道具にすぎないのです。

治療の精度を高めるためには技術の習得が必須です。しかし、歯科治療の現場ではなかなかそこに多くの時間を割けないと考える歯科医院もあります。ひっきりなしに患者が来るような状況で、治療を後回しにすることなどできませんから、自分の技術研鑽《けんさん》は診療時間外にならざるを得ません。実際のところ歯科医師は、勤務医と開業医では立場が違うとはいえ、診療が終わってからも書類の整理などさまざまな業務が発生します。高価な装置なのに導入したはいいが練習する時間が十分とれないのでは、経営的にもマイナスです。そのため、いい装置であることは分かっているものの自院への導入を躊躇《ちゅうちょ》してしまうことがマイクロスコープにおいては起こりがちです。

それでも近年は、マイクロスコープが登場した当初に比べれば、装置の使いやすさは向上しています。今だからいえることですが、昔は満足なマニュアルすらなく、試行錯誤しながら、時には操作性を上げるための道具を手作りするなどして、なんとかものにしようとしていました。今はマニュアルも整備され、メーカーがツールを開発してくれるようになりましたし、技術習得のための研修がメーカー主導のもと開催されるようにもなりました。２００４年に一般社団法人日本顕微鏡歯科学会が発足してからは、技術の向上を目的とする認定医制度が設けられ、学術大会の開催を通じて症例発表を行うなど、全国レベルでの情報共有と研究の機会が提供されるようになりました。

日本顕微鏡歯科学会の認定医になるには、認定試験をパスする必要があります。その際、実際の治療の様子を5分程度収録した動画が審査対象になります。たった5分と思われるかもしれませんが、そのような短時間でも一目瞭然で腕の良し悪しが分かります。私は自分の経験を基に、これから認定試験を受けようとする歯科医師にはいかに動画をうまく撮るかや、どんな症例を取り上げると審査に通りやすいかなどのアドバイスもしています。

マイクロスコープでの治療を行っている歯科医院の受診を希望する場合は、日本顕微鏡歯科学会の認定医あるいは指導医がいるかどうかが一つの目安になります。腕の確かな先生のなかには、学会に入っていない先生もいると思うのでこの限りではありませんが、参考にはなると思います。

ただ、マイクロスコープを使わず対応できる治療や施術も多々あるうえに、操作を習得するには時間がかかることから、利用しない歯科医院が多いことも事実です。しかしうまく使いこなすことができれば治療の精度が上がり、結果的に二次むし歯の防止にもつながります。

マイクロスコープを使った技術がより一般化し、より多くの天然歯を保存できるメリットを享受できる日が来ることを願っています。

保険治療の限界

欧米ではすでに歯をできるだけ削らず、温存しながら治療するMIの考え方がスタンダードになっています。それに対して日本はといえば、そういう考え方が徐々に広まってきてはいるものの、まだまだ後れをとっている状況です。

その背景の一つとして考えられるのが国の保険制度です。

日本では、国民皆保険制度といってすべての国民に、公的医療保険へ加入することが義務付けられています。公的医療保険には、職業や年齢によっていくつかの種類がありますが、いずれも加入者が保険料を支払うことで、医科・歯科とも治療が必要になったときにお互いの費用負担を軽減する仕組みで成り立っています。

日本では、保険内での治療なら、原則としてどの歯科医院でも同じ内容の治療が同じ金額で受けられることになっています。しかしその代わり、保険診療で行われる歯科治療には、遵守しなければならない、国で定められた決まりごとがいくつもあります。

保険が適用される治療内容は、使える歯科材料、麻酔その他薬品に至るまですべて決められていますし、治療の手順も標準化されています。そして、こうした一律のルールに基づき点数化されています。

点数は現行の制度では1点＝10円に換算され、各歯科医院は国に申請し、認められれば診療報酬が得られます。これと患者の自己負担分を合わせた金額が医院の収入になるというわけです。歯科医師は、保険内で治療しようと思ったらそのルールどおりにしなければ、国から認められず収入が得られません。

高齢化を背景に医療費が膨れ上がり、財源の確保が厳しい状況になっている国としては、できるだけ医療費を抑えたいので、医療機関から上がってくる保険請求の内容は厳しくチェックされる傾向にあります。

国への医療費の請求額が高い医療機関は、「これは本当に必要だったのか」「過剰請求ではないのか」と問い合わせを受けたり「こんなに高いのはおかしい」と国から指導されたり、請求が認められなかったりすることもあります。

診療報酬が、成果に関係なくやった行為に対して点数が決まっていることで、次のような問題が起こります。もし、日本全国の飲食店はランチを５００円均一にしなければならないという法律ができたとしたら、飲食店の店長たちは、できるだけおいしいものを提供しようと考えるより、５００円以内でいかにやりくりするか、費用や時間のカットを考えるほうを優先させるのではないかと思います。これは誰が悪いわけでもなく、法律のなかでやるなら、ごく自然な考えです。そして、ランチなら1回くらい安いものを食べてもいいかもしれませんが、1回削ったら元には戻らない歯の治療で、費用や時間のカットを優先した治療を受けるのは嫌な人も多いはずです。

マイクロスコープの導入、さらにその技術の習熟には大きな費用と多大な時間がかかります。マイクロスコープを用いた精密治療を自由診療で行っている歯科医院が多いのは、そういう理由からなのです。

もう1つ、現行の保険制度で難しいことがあります。処置をしなければ点数がつかず、歯を削れば削るほど報酬が増えることです。例えば、歯と歯の間にエナメル質に限局した小さなむし歯があったとします。日本歯科保存学会のガイドラインでは、自覚症状のないエナメル質むし歯には介入しないとされています。このむし歯に対して、ガイドラインに沿った予防診療の選択をして、歯磨きや食事指導を20分以上した場合、80点（3割負担なら240円）の報酬になります。一方、歯を削って銀歯を詰める選択をした場合、少なくとも1000点（3割負担なら3000円）の報酬になります。

患者としても歯を削られる覚悟で来院し、早く削って終わらせてほしいと思っている人が多いことが考えられます。歯科医院側も保険診療のうえで予防だけをしていては採算が取れないので、患者の意向と合致し、その結果歯を削るタイミングが早くなりがちです。

つまり今の日本の公的保険制度は「できるだけ削らない」ＭＩの方向性に沿ったものにはなっておらず、ＭＩをやろうとすれば歯科医院の〝持ち出し〟になることもあり、なかなか採算が合わないのが実情です。

患者の立場としては、良い治療を安価で受けたい、というのが自然な心理だと思います。費用を抑えられるという点では、公的保険内の治療はそうした心理に応えられます。しかし、医療費の膨大化を背景に、点数＝診療報酬は低く抑えられがちなので、歯科医院にとっては、良い治療をしようとすればするほど採算が合わなくなります。そのため、削ると二次むし歯のリスクが高くなることは分かってはいても、保険制度上では削らないと収入にならないので削らざるを得ない、というジレンマに陥りがちです。

どの歯科医院もベストを尽くしたい気持ちは同じだと思うのですが、現実問題として一本の歯を精度の高い治療できちんと治すには、たくさんの技術や知識、設備投資が必要でコストがかかります。公的保険制度のもとでは、どんなにコストをかけても診療報酬は全国一律なので経営的には厳しいというのが正直なところです。

多くの歯科医院は効率化やコスト削減に努めていますが、保険適用治療を中心に行っているため、収益を上げることが難しい状況にあります。保険の点数は治療結果にかかわらず一律ですから、低い保険点数で採算をとるには患者をたくさん診察しなくてはなりません。一方患者からすると、早く終わる、痛くない、優しいという点で歯科医師を判断しがちです。そのため歯科医院は接客を良くしようと注力しますが、それは医療の質とは異なるものです。

診療の質を犠牲にすることは避けたいものの、収益性を向上させるためには、短時間で多くの患者を診るなど、薄利多売のアプローチを取らざるを得ない場合もあります。これが、質の高い診療が提供しにくい歯科医院の実情です。

ただ、こうしたジレンマはあるにしても、それを理由に歯の寿命を縮めてしまいかねない治療を続けることに甘んじていいのか、と尋ねられれば私はＮＯと答えます。

経営的に逆風となる要素があっても、それは歯科医院側の工夫と努力でなんとかし、患者にはベストな治療を提供するのがあるべき歯科医院の姿だと思うからです。

私の歯科医院では総合歯科を掲げインプラント、審美、矯正などの自費診療にも力を入れています。そこである程度収入を確保できているおかげで、不採算である「削らないむし歯治療」や予防にも取り組むことができています。そして目の前の患者にベストな治療を行い、決して妥協しない方針を貫いています。それは、歯は一生ものなので、年をとって歯を失い人生の楽しみまでなくしてしまう事態から多くの人を救いたいからです。

マイクロスコープがなければきちんと治療ができないわけではない

マイクロスコープ治療の優位性を書いてきましたが、勘違いしてほしくないのは、マイクロスコープを使っていない診療がダメということではありません。歯科治療において、拡大視野で見ることができ、精密な処置ができることは治療クオリティを上げることに間違いなく貢献します。しかし、それだけで解決するほど単純なものではないのです。医療で大切なのは正しい治療法を判断する「診断力」と計画した処置を思いどおりに、正確に行う「技術力」です。

診断力とはその病気の本質を見抜き、適切な治療方針・計画を立てられる力です。問診、視診から、どんな検査が必要であるか考えることから始まります。検査の結果、自分の知識、経験から最適な治療計画を立てます。もちろん、患者の希望と折り合いをつける必要もあります。その結果、必要な処置がなく投薬や指導教育のみで治療が完結するなら、この診断力だけで病気を治すことができます。そのため歯科医師に最も重要なのは診断力であり、この力は多くの知識を得て、経験を積み、継続的に考察することで高めることが可能です。

一方、診断の結果なんらかの処置が必要になれば、もう一つの力である技術力の出番となります。歯科治療の多くは、薬だけでは治りません。特にある程度進行したむし歯治療であれば、小さな歯の中での勝負になるので非常に細かい作業が必要になり、技術力の良し悪しで大きな差が出るといえます。つまりどこまで削り、どこまでぴったりした修復物を入れるかで、その治療がどれくらい持つか、さらにはその歯の寿命が決まると言っても過言ではありません。

ただ、マイクロスコープがない時代から素晴らしい治療をされていたベテランの歯科医師も多く存在します。特に入れ歯の治療や矯正治療などの、細かい技術力より診断力が重要となる分野では、マイクロスコープが力を発揮できる場面は少ないです。

知識・経験が豊富で高い診断力がある歯科医師はマイクロスコープの使用が必須ではありませんが、診断力が不足しがちな若い歯科医師にとって、マイクロスコープはうまくなる近道と考えます。診断力を上げるのには、知識の習得、経験の積み上げと考察の繰り返しが必要なので、比較的長い年月が必要になります。一方、決まった分野での技術力は、マイクロスコープを導入して半年くらい必死に取り組めば、ある程度やりたいことができるスキルが身につきます。ですから、私が講演、セミナーをするとき、若い歯科医師にはマイクロスコープの導入を勧めています。もちろん、診断力の高い歯科医師がマイクロスコープのスキルを手に入れたら「鬼に金棒」なのは明らかです。

「患者にとって、いい歯科医師は？」と聞かれると、「痛くないよう治療してくれる先生」とか「短時間で治療が終わる先生」などと答える人が多いかもしれません。「怒らない、優しい先生」を挙げる人もいるかもしれません。もちろん痛くないよう努力することは大事ですし、必要以上に時間がかかる歯科医師は腕を疑わざるを得ません。また、患者を萎縮させず、リラックスして治療が受けられるようにすることも大切で、そのためにはコミュニケーション力も求められると思います。

そして、むし歯治療というのはたいていどこでも、治療した直後は修復物がしっかり入っていて痛みも治まることから、「どこでも治療のクオリティは同じ」と錯覚しやすいともいえます。そのため、痛くしないとかすぐ終わるとか、優しい先生といった治療技術以外のことが評価基準になりがちなのかもしれません。

むし歯治療の精度は治療直後ではなく、しばらくしてから現れてくるものです。長い目で見て、修復物がずれたり外れたりせず、二次むし歯にもしないことを望むなら、「いかに精密な治療ができるか」がいちばんの見極めポイントといえます。同時に、歯科医師が診断の結果選んだ治療法が正しければ、時間が経っても二次むし歯が起こることもなく、仮に起きたとしても最小限の軽度な治療で済むのです。

第4章

ダイレクトボンディング、根管治療、歯髄温存療法……マイクロスコープを用いた精密治療で生涯健康な歯を保つ

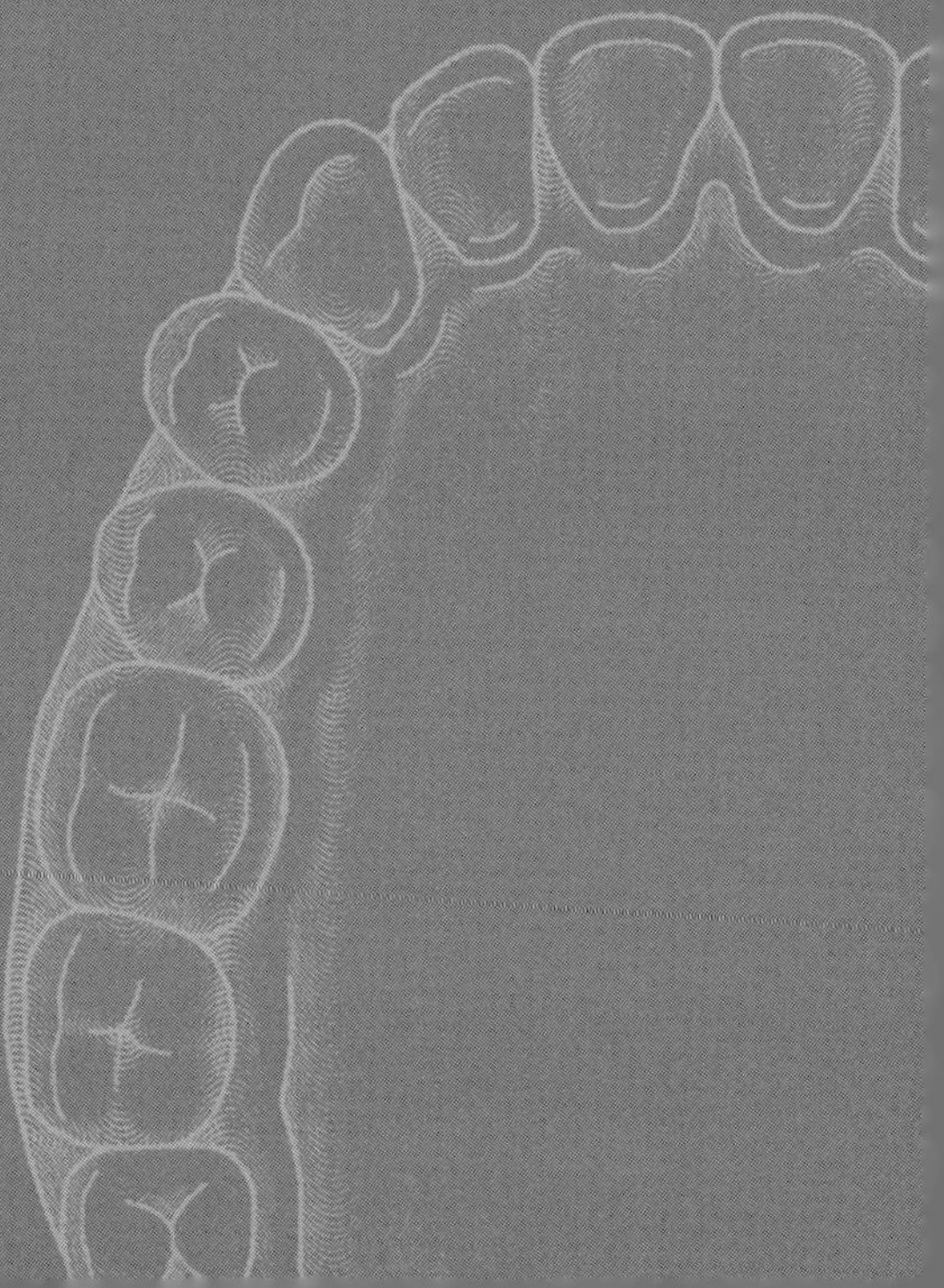

マイクロスコープが威力を発揮する精密治療1
ダイレクトボンディング

それでは、精密さが求められるのはどんな治療かといえば、一つは奥深い場所の治療であり、もう一つは微細な病変の治療です。その2つを満たす代表的な治療法がダイレクトボンディングです。

ダイレクトボンディングはむし歯修復治療の一つです。簡単にいうと、むし歯の部分を削って、その穴に人工物を接着させる治療法です。むし歯のほとんどはダイレクトボンディングの適応になるため、汎用性の高い治療です。むし歯治療は、多くの歯科医院で最も頻繁に行われる治療であるため、その治療にマイクロスコープの精密さが加われば、多くの人に質の高い治療を提供できるようになると考えます。むし歯になって初めて受けた治療が長持ちすれば、神経を取ることや、冠を被せること、さらには抜歯してインプラントをする必要がなくなります。

詰め物や被せ物で修復する治療と比べ、ダイレクトボンディングは歯を削る量が少なくて済むことも大きな特長です。歯の構造をできるだけ残すことが寿命を永らえるポイントになるからです。残っている歯が多いほど、万が一再治療になってしまってもさまざまな選択肢があり、再治療がしやすいことがメリットだといえます。

見た目も自然な修復が可能

ダイレクトボンディングで用いる材料は細かいセラミックの粒子を主としたハイブリッドセラミックです。素材全体でセラミックが占める割合は７～８割です。最大の特長は歯と接着しやすいことです。また、歯科医師が直接口の中で築盛、硬化、研磨を行えるので、型を取る必要がありません。これにより歯を削る範囲を最小限にすることができるのです。弱点はジルコニアや二ケイ酸リチウムなどの１００％セラミックに比べて材質が弱いため、ほかの素材に比べて破折、咬耗《こうもう》（すり減り）が起こるリスクは高くなります。しかし、加工しやすいので一部が欠けても修復がしやすいというメリットもあります。

医師のなかには保険診療内だと面倒くさがってレジン１種類にしてしまうことが往々にしてありますが、自由診療であれば最善のものにするために何種類も使えます。

ダイレクトボンディングでは数種類のハイブリッドセラミックを組み合わせできるので、患者の歯になじむ色合いの調節が可能です。公的保険のものより変色もしにくくく、前歯などの審美性が重視される場所も違和感なく修復できます。少量でもしっかり接着できるので、前歯の隙間や欠けた歯などの、小さな範囲の部分的な修復も得意とします。強度も審美性も高いので、治療を受けた患者から「元からある自分の歯と見分けがつかない」「まるで歯が復元したよう」と満足されることが多いです。

さらにダイレクトボンディングのいちばんの魅力は、治療後に残るエナメル質の量があらゆる治療の中で最も多いという点です。つまり、歯の丈夫さや構造をできるだけ残すことができるということになります。

ダイレクトボンディングのメリットをまとめると、削る量が少ないこと、色合いの調節ができること、そして歯と人工物の完全な接着が得られることです。

〈ダイレクトボンディングの流れ〉

1．検査・診断

歯の形や色、歯並び、噛み合わせなどの検査・診断を行います。

その後、診断結果を基に、患者に治療計画や治療期間、費用など、分かりやすく説明します。

2．治療開始（充填）

必要に応じて局所麻酔をし、むし歯菌に感染した箇所をできるだけ過不足なく削ります。その後、歯に修復素材が接着するための処置を行い、ハイブリッドレジンを盛り足し、色や形を整えていきます。

3．調整・研磨

噛み合わせを確認し、引っ掛かりや違和感があれば調整を行います。仕上げに研磨をして表面を滑らかにします。

精度をとことん追求した独自メソッドで「自分の歯を取り戻す」治療を実践

歯科治療においてできるだけ避けたいのは、「歯の寿命が短くなる状況」になってしまうことです。

むし歯修復治療において、歯の寿命が短くなってしまうのは二次むし歯になったときのみです。ダイレクトボンディングも治療を行う歯科医師の腕次第で治療の精度は大きく変わり、精度が低いことで二次むし歯などの問題が生じます。

〈精度が低いダイレクトボンディングで起こり得ること〉

・接着不良によって二次むし歯が発生する

ダイレクトボンディングは、専用の接着剤を用いて自然の歯とハイブリッドセラミックを接合します。成立していたはずの接着が壊れると歯と修復物の間にミクロ単位の隙間が生じ、そこにむし歯菌が入ると二次むし歯になります。

・ギャップがある状態で治療を終えたために二次むし歯が発生する

ダイレクトボンディングでも精度が低ければ、自前の歯との接合部分にギャップがあるままで治療を終えてしまうことがあります。これはハイブリッドセラミックを充填する際の技術的な問題で起こり得ます。マイクロスコープなどによる拡大治療に習熟していれば、起こしにくく、確認もできるので可能性はかなり下がります。ギャップのある箇所に物が詰まったり、そこから菌が侵入したりすることで、二次むし歯になってしまう可能性があります。

・破折

破折は修復物が壊れることを指し、具体的にはハイブリッドセラミックの修復物内部で割れが生じた状態です。破損したのがセラミック部分のみであれば歯と接着した界面は無事なので、二次むし歯になることはなく、もう一度ハイブリッドセラミックを接着して修復することができます。人工の素材、自分の歯にかかわらず、物性の限界はあるので、あまりに過度な力がかかると破折する可能性は高まります。

ダイレクトボンディングは削る量が少ないという点では、歯を長持ちさせるのに有用な方法といえます。しかし、ほかのむし歯治療と同様、どこで受けても同じクオリティであるというわけではありません。ダイレクトボンディングはほかの補綴物と異なり、歯科医師が自分の手でハイブリッドレジンを盛っていくので、歯科医師の腕の良し悪しが非常にはっきり出てしまいます。つまり歯科医師の技量が試される治療法といえます。精度の低い治療を受けてしまえば、ほかの治療を受けるよりも二次むし歯の発生リスクを上げてしまう、ということも起こりかねません。

実際、技量不足の歯科医師によるダイレクトボンディングもありますから、腕の良い歯科医師による従来の詰め物や被せ物といった修復物による治療を受けたほうが二次むし歯のリスクが低いという考え方もあります。これは一概にどちらが良いとは言い切れません。

今は歯科医師の間でも「できるだけ削らない」という考え方が広まりつつあり、その流れでダイレクトボンディングを行う医院も増えてきている印象があります。また、ダイレクトボンディング用のハイブリッドレジンを提供するメーカー主催のセミナーが開催されるなど、技術習得の場も増えてきています。

しかし歯科医師の技量がものをいう治療法であり、「ダイレクトボンディングをやっていますよ」という宣伝文句だけで歯科医院を選ぶのは早計です。

私の歯科医院では、歯を長持ちさせることを非常に重視しており、このダイレクトボンディングによる治療を採り入れています。この治療法の良さを最大限に活かすためには高度な技術が必要で、技術向上の努力を重ねています。また、修復物による治療と同様に、ダイレクトボンディングでは「強い接着」と「ギャップをつくらないこと」を重要視しています。これは、二次むし歯の発生を極力防ぐためです。そして、私は自分がベストウェイと考える独自の方法を開発しています。

〈ダイレクトボンディングのベストウェイ〉

・強い接着力

脱離しない強い接着力を保つためには、まずハイブリッドレジンを接着する歯面のコンディションをベストな状態に整える必要があります。例えば削った痕に唾液や血液が付いていると接着力が弱まりますので、配慮が必要です。削り過ぎないのは当然のことですが、ラバーダムなどで保護しながら接着に適した歯面になるよう細心の注意を払って削ることになります。これができていなければ、どんなに性能の良い接着剤であっても結果が安定しない可能性があります。

その接着剤も、多くの歯科医院では1種類の薬剤を1回のみ塗布して接着する方法がとられているようですが、私は歯の構造、エナメル質、象牙質の違い、さらには削ったところと削っていないところで、接着剤をそれぞれ使い分けます。それぞれ別々の薬剤を重ねて塗り、薬剤同士の化学反応を利用してより強固な接着を可能にしています。この方法は薬剤を塗るたびに乾燥させる工程が入るうえ、3液目を塗ったあとは乾燥させてからさらに特殊な光を当て、そのあとに盛るハイブリッドレジンとのなじみを良くする処置も行います。

1液だけでもある程度は済むところを、ベストを尽くしているステップで、乾燥させながら重ねていきますので手間はとてもかかりますが、ハイブリッドレジンの接着力は1液のみと比べ格段に強くなります。接着力が二次むし歯の発生リスクを大きく

■ セパレーター、マイクロスコープを使用したダイレクトボンディング

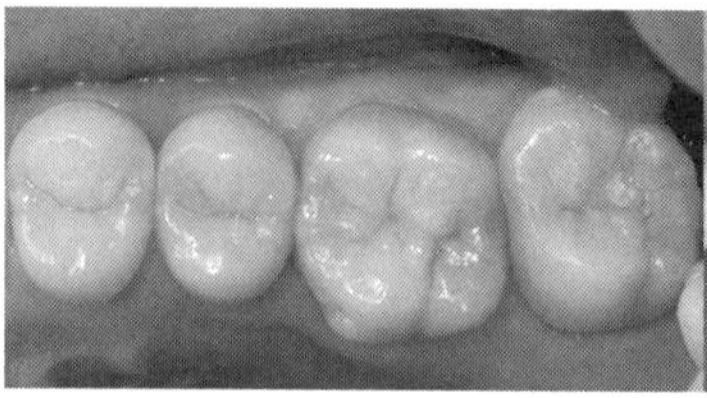

① 治療前

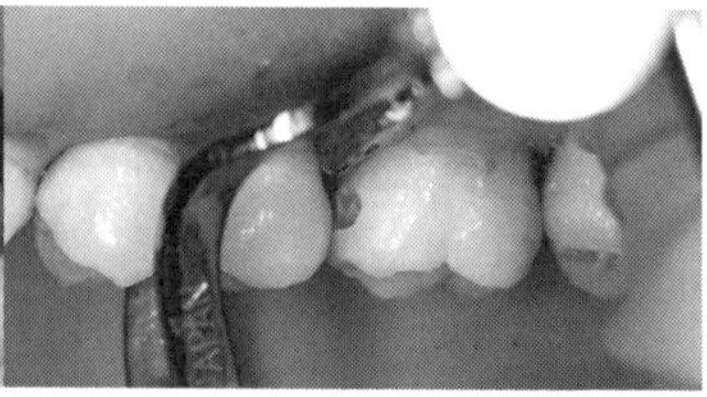

② 近心のむし歯処置

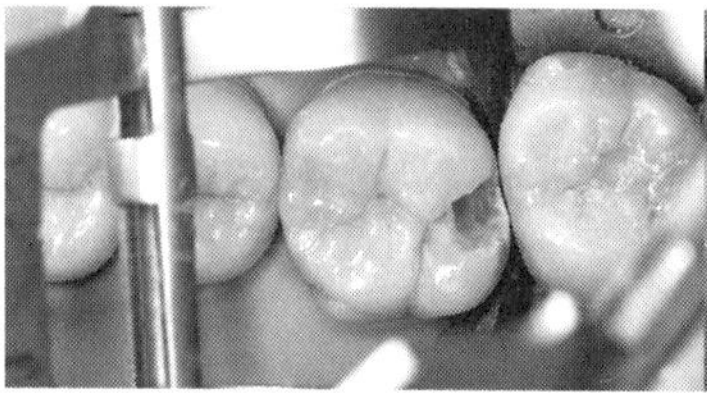

③ 遠心のむし歯処置

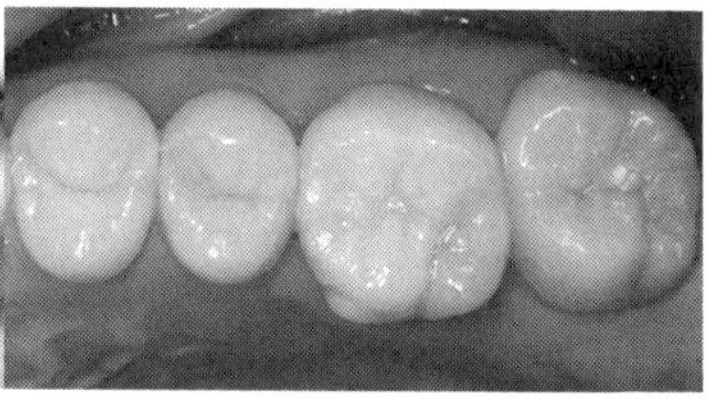

④ 治療後

近心：歯の中心に近づく方向
遠心：歯の中心から遠ざかる方向

左右することが分かっている以上、この工程はダイレクトボンディング治療全体のなかでもたいへん重要であり、妥協するわけにはいきません。

・ギャップをつくらない

むし歯のない未治療の歯がむし歯になるリスクより、一回でも治療した歯が二次むし歯になるリスクのほうが高いのは、修復物とのギャップから再感染が起こりやすいからです。

これは裏を返せば修復物とのギャップがない治療をすれば、理論的にはむし歯のない未治療の歯

と同じ条件になるということですから、二次むし歯のリスクを抑えることができます。

したがって私は詰め物や被せ物による治療だけでなく、ダイレクトボンディングでも接着部とのギャップをつくらないよう細心の注意を払い治療しています。しかし歯科医師が自らの手技でハイブリッドレジンを充填し元の歯と遜色ないようにしていくには精神力だけではだめです。ミクロの世界までよく見えなければ、なし得ません。

ここで、重要な働きをするのがマイクロスコープです。

これなしには、私の行っている高精度のダイレクトボンディングは成立しません。マイクロスコープで細かい部分までしっかり確認しながらハイブリッドレジンを充填していくため、20倍の拡大視野でもギャップが分からない状態にできます。

私の行っている高精度のダイレクトボンディングで治療すれば、未治療の健康な歯と同じくらいむし歯になるリスクを下げることができます。なぜなら、ギャップがないからです。もちろん予防がきちんとできておらず、治療箇所以外の場所がむし歯になってしまうケースはありますが、むし歯治療をした場所は、その後二次むし歯の心配はほぼありません。審美面のクオリティも高く、一見すると、どこまでが自分の歯でどこからがダイレクトボンディングなのか、まったく継ぎ目が分からないほどです。

ダイレクトボンディング用のハイブリッドレジンにはセラミックが高配合されているので、噛む機能も遜色ありません。実際に治療を受けた患者からも多数、「元の歯に戻ったようだ」と驚きや喜びの声をもらっています。

部位ごとに最も適した治療を使い分け

機能面も審美面も天然歯を取り戻すといっていいレベルを目指すには、治療部位ごとの個別対応力も必要です。治療部位により、何に重点をおくかが変わってくるからです。

前歯なら、より審美性が求められるのはいうまでもありません。それに対し奥歯はどちらかといえばしっかり噛むという機能性に重きがおかれます。

このように部位ごとに、その部位に合った治療をフレキシブルに変えられるのも私のダイレクトボンディングで得意とするところです。というのも私はダイレクトボンディングをするにあたり、歯の根元に近いところと表層ではまったく違う種類の歯科材料を細かく使い分けているからです。

このあたりは歯科医師によって、考え方はさまざまです。今のダイレクトボンディング用の歯科材料は、1回で根元から表層まで盛ることができるようになっています。例えばソフトクリームを盛るのに、1種類のフレーバーをひと息にぐるぐると巻くより、底のほうはミントで中間がベリーでその次がチョコ、いちばん上がバニラなどというように、種類を変えながら美しく盛るほうが時間も手間もかかります。それと同じでダイレクトボンディングも、歯科医師側にとっては1つの種類のレジンを一度に盛って治療完了、となるほうが短時間かつ簡単です。

　しかし、ものを食べるときに歯にかかる圧も、表層と根元では変わってきますし、見た目も、歯の内側と表、根元と上のほうでは光の通し方が変わってきます。実際に1種類のみと複数種類とで模擬治療をしてみましたが、前者では自分の納得できる仕上がりにはなりませんでした。そして歯としてきちんと機能することや、自然な見た目を追求すればするほど、1種類の歯科材料を一度に盛って終わりではなく、複数の性質や色の異なるレジンを細かく重ねていくほうがベターであるとの結論に至りました。性質とは具体的にいえば、レジンの稠度《ちょうど》（粘度）で、簡単にいうとさらっとしているものから、どろっとしているものまであります。私は何段階もの稠度のレジンを使い分け、歯の部位に合ったものを選び、重ねていく方法をとっています。

　接着剤による接着は最初の1回だけです。エナメル質と象牙質に別の薬を塗り、そのあとハイブリッドセラミックを充填して光を当てて固めます。ただ、厳密にいうとまだ表面は固まりきっていません。完全に固まるためには光の照射だけでなく酸素の遮断が必要です。上の層が固まっていない状態で次のハイブリッドセラミックを塗ると、しっかりくっつきます。盛り上げては光の照射、という手順を繰り返すことで塗り重ねていきます。

その後、研磨することで最上層の固まりきっていない部分を取り除いたり、酸素を遮断する薬剤を塗布したりして、表面をカチカチに固めます。さながら地層のように、色も機能もさまざまな層を重ね天然の歯にできるだけ近づけるようにしています。この地道ともいえる工程を、すべてマイクロスコープを用いてわずかな誤差も出ないように繰り返すことで、元の歯と同じといってよい歯をつくりあげていきます。

前歯など外から見える部分はこれに加え、審美性にも気を配ります。稠度だけでなく色もさまざまな種類のものを重ね、自然な見た目になるようにしています。

アフターフォローで万一のリスクも回避

ダイレクトボンディングのむし歯治療におけるメリットは、これまで話してきたように数多くあるものの、どんなに高精度に治療したとしても人工物である限り経年劣化は避けられませんし、常に人間の口腔内という厳しい環境にあっては、劣化のスピードも速くなります。劣化スピードは生活習慣に大きく依存します。

例えば、ダイレクトボンディングで用いる歯科材料はセラミックを主としている丈夫な素材とはいえ、歯ぎしりが強い場合や左右のどちらか一方で噛むといった癖があり、歯にかかる力がアンバランスな場合は、欠けたり割れたりする可能性があります。これは強固なセラミックの被せ物であっても起こり得ることで、人工物である以上ノーリスクにはなりません。これは人工物に限った話ではなく、自分の歯でも同じです。

ただ、治療後の定期的なメンテナンスにより、影響を最小限に抑えることは可能です。例えば私の歯科医院は噛み合わせの調整や歯ぎしり対策も行っており、ダイレクトボンディングだけでなく修復物全般の物理的な負荷による破折を防ぐことができます。もし不具合が出ても定期検査を受けていれば早期に発見し、リカバリーすることができます。ダイレクトボンディングの場合は、ほかの修復物とは異なり詰め物を外して一からつくり直したり、外れた痕の治療をし直したりする必要はありません。1回の治療で追加の補充を行い修復することができます。もしものとき、患者への負担が少ないのもダイレクトボンディングの良さだと思います。

私の歯科医院での症例を見ている限り、患者本人の食いしばりや噛み合わせに問題があるケース以外では、修復物が破損することはほとんどありません。それよりも、せっかくダイレクトボンディングで二次むし歯のリスクが極めて低い修復治療をしても、口腔環境が良好にコントロールできていないため、新たなむし歯ができてしまうケースのほうがずっと多く見られます。また、治療した歯のレジンも、口腔内の清掃状態が悪ければ汚れが長期間ついたままになり、それが変色の元になることがあります。

したがって定期的なメンテナンスでは治療箇所のほか、口全体をチェックして、新たなむし歯ができないような予防指導に力を入れています。

なお、歯の根元にできたむし歯をダイレクトボンディングで治療する際、歯茎をレーザーでほんの少し切開する場合があります。これは、歯茎の下に隠れたむし歯も完全に除去する必要があるためです。局所麻酔下で行いますが、麻酔が切れたときに多少、しみるような痛みを感じる人もいます。ただ一時的なもので時間とともに軽快します。時々「ダイレクトボンディングしたあとにしみる」との訴えがありますが、ハイブリッドレジンを接着した部分がしみるわけではありません。

95%のむし歯（バージンカリエス）に適応

これまで一度も治療を受けたことのない歯の初めてのむし歯のことを、バージンカリエス（virgin caries）といいます。通常は初めて発見されるむし歯で、歯科医師によってまだ処置されていない状態のものです。むし歯治療は初期段階で発見され、適切な治療が行われることが理想であり、早期診断・早期治療がとても重要です。

むし歯に気づかずに過ごしてしまうと、一般的には歯質を大きく失ったり、歯髄を取る処置、抜髄が必要になったりすることもあります。

他院では被せ物になってしまうケースのほとんどを、私の歯科医院ではダイレクトボンディングで対応できます。噛む力がとても強く、ダイレクトボンディングの強度をもってしても耐久性に不安がある場合は、より強度のあるジルコニアの被せ物を選択するほうがよいかもしれません。そうしたレアケースを除き、歯科医師に確かな腕があればダイレクトボンディングの適応は非常に広いといえます。

丈夫かつ治療痕が目立たないという点で共通しているのが、セラミック治療です。私もよく患者から、セラミックとダイレクトボンディングとで迷っているとの声を聞きます。

そのようなとき、私はこのように答えています。セラミックによる被せ物の治療では歯をたくさん削る必要があります。それでも確実に修復され二次むし歯にならなければいいのですが、万一、二次むし歯になったら、もう削る余地がないので抜歯を覚悟しなければなりません。それなら、できるだけ削る量が少ない、自分の歯をできるだけ温存できる方法をとるほうが、あとの心配もしなくて済むので、私はダイレクトボンディングを勧めます。

被せ物が入っている歯から二次むし歯が生じたケースでは、すでに歯が被せ物を入れるために周囲も含め大きく削られてしまっています。ダイレクトボンディングでの修復は難しく、セラミックの被せ物に限られてしまいます。しかしそれ以外の詰め物や、保険でレジンを詰めた歯なら、ほとんどのケースでダイレクトボンディングによる再治療は可能です。

口を開けたとき詰め物の色が目立つのは嫌なので白くしたい、という審美目的で金属製の詰め物を外しダイレクトボンディングにすることもできます。実際そうした症例も数多く手掛けています。

こだわりの２００μmで歯間のむし歯も確実に治療

大人のむし歯の最好発箇所は、歯と歯の間です。この部分は食べ物が詰まりやすく、また歯ブラシが届きにくいので、むし歯になりやすい傾向にあります。知らず知らずのうちに隣り合った奥歯の間からむし歯が進行してしまった、という経験のある人は多いのではないかと思います。歯面（噛む面や前側など見えやすい面）とは違い、歯と歯の間は鏡を使ってもよく見えず、むし歯になっていても気づきにくい箇所です。そしてこの場合のむし歯は、歯と歯の間から歯の内部へと進んでいくのが一般的です。相当深くなり痛みを感じ、初めてむし歯と分かることも少なくありません。

このようなむし歯に対し、保険治療で行われることが多い修復物を入れる治療では、むし歯がどの程度進行しているかにもよりますが、イメージとして１１３ページの写真の丸く囲った部分で示すように、かなり大きく削るのが一般的です。むし歯の取り残しをしないよう、健康な歯もある程度削らざるを得なくなります。

もし、むし歯がもっと進行していて歯髄に達していれば、抜髄するところがほとんどだと思います。そうなると詰め物では済まず被せ物による修復となり、表面の健康なエナメル質部分も全体的に削らなければならない可能性も出てきます。

しかし、こうした歯と歯の間から起こり内部に進んでいったむし歯も、ダイレクトボンディングなら削る量を最小限にして修復することが可能です。

とはいえ、ぴったりと接しているように見える歯と歯の間からハイブリッドセラミックを詰めることなど、できるのだろうかと疑問を抱くと思います。

ここで登場するのが、セパレーターという歯と歯の間を離す器具です。これはダイレクトボンディングのときのみ使われる器具というわけではなく、矯正治療や一般的な修復物によるむし歯治療でも効果を発揮します。ただ、現状では使用している歯科医師はほとんどおらず、私が主催するセミナーを通じてその有効性を広めている最中です。

これで歯の隙間を広げながら治療をすることで、ほかの箇所のむし歯と同様に削る量を最小限にし、確実にハイブリッドセラミックを治療痕に詰めることも可能です。

とはいえ、非常に細かい作業となるのはいうまでもありません。歯と歯の間を離すといっても、その距離はわずか２００㎛、５分の１㎜程度です。それ以上離そうとしても痛みが出たりしてうまくいきません。歯は本来歯槽骨にしっかり埋まっており、容易に動くものではありません。歯列矯正をするのに数年かけて少しずつ動かすのもそのためです。

歯根膜の厚みは２００～３００㎛です。歯と歯の間なので、１本１００㎛ずつ広げて治療を行います。いかにギャップをつくらないかを私は徹底的に研究し、この２００㎛開ける方法を開発したというわけです。

充填物であるハイブリッドセラミックは治療後、時間が経つとわずかに収縮します。

■ 歯間のむし歯の治療

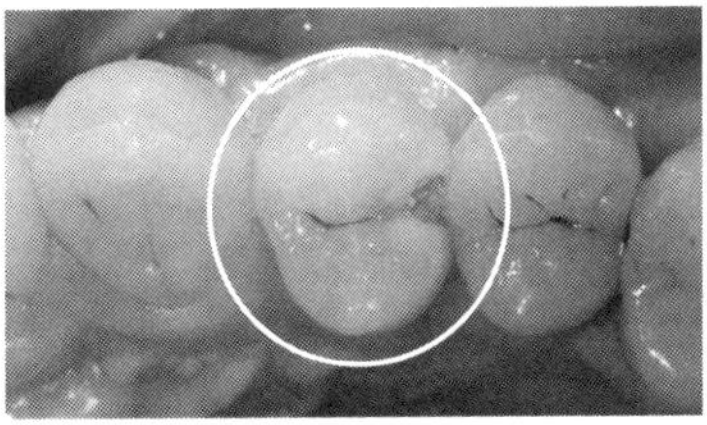
治療前

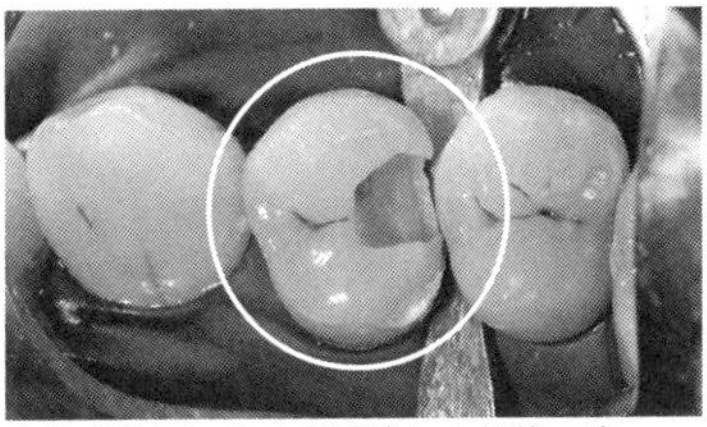
歯髄が外部に露出（露髄）した状態の歯

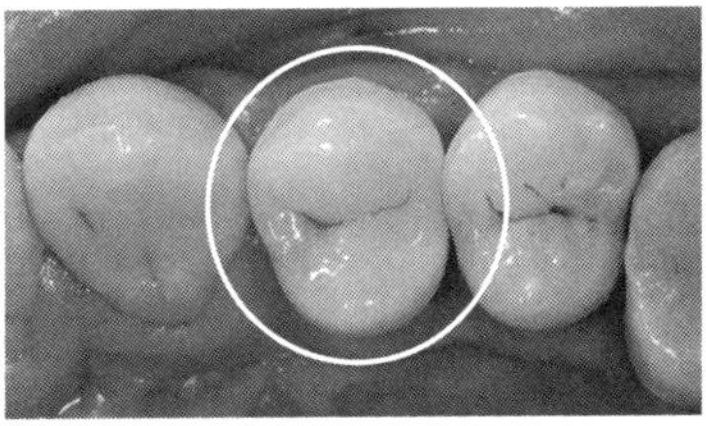
治療後

その収縮率まで考慮し、症例を積み重ね、これがベストであるとした距離が２００㎛です。

そのため、セパレーターを使い歯と歯の間を広げる際に正確に測り治療をするうえで、マイクロスコープが不可欠となります。

歯と歯の間にできて、歯の奥へと進んでしまったむし歯は、たとえるなら洞窟のようなものです。小さな口の中の、小さな歯の内部を横方向、しかも歯と歯の間から観察し、処置するのは非常に難易度が高くなることは想像がつくと思います。

歯と歯が隙間なく並んでいるところにセパレーターを入れて２００㎛隙間を開け、その状態で充填し、光で固めてから次の層を充填、というように10層ほど重ねていきます。固める工程だけでも1層につき15秒かかるので、術者はかなり長い時間緊張との闘いになります。そして最後の層を固めたら磨いて、ギャップがないようにします。

これをすべて小さな口の中で行います。こうしたミクロの世界での正確さが求められる治療は、マイクロスコープが威力を発揮します。

セパレーターを外すと隣り合う歯は元の位置に戻ります。そのときに充填したハイブリッドセラミックが少な過ぎず多過ぎず、入れ方も適切であればギャップはできないはずです。そうすれば元の歯と同じようにぴたっと隣の歯と並び、治療成功となります。セパレーターを外したときに、ジャストフィットにするのが歯科医師の腕の見せどころといえます。

マイクロスコープの操作自体が難しいのに、さらに200㎛というわずかな距離をとるのは至難の業といえますが、ここでもし、歯間を離さずにダイレクトボンディングをしてしまうと、歯と歯の間のむし歯を見逃してしまうリスクもあるうえ、ハイブリッドセラミックが完全に治療痕に充填されているかどうかの確認もできません。これでは治療の精度が落ちてしまいます。

治療後にX線（レントゲン）検査をすれば確認できますが、離して治療をしていれば、治療中に自分の目で確認できるのでそのような余計な検査をしなくても済むわけです。時間の短縮にもなりますし、X線を当てることによる患者への負担や、治療費の負担も少なくて済むことになります。

このように私は、ダイレクトボンディング治療を教科書どおりではなく、二次むし歯のリスクをより下げるにはどうしたらいいかを考え抜き、精度を高める独自のやり方を確立しています。このやり方によるダイレクトボンディング治療なら、二次むし歯のリスクをできる限り抑え、歯の寿命も延ばせる、今考え得るベストな方法だと断言できます。そしてその治療のなかで、マイクロスコープが果たす役割はとても大きいといえます。

マイクロスコープの最大の特徴は、約20倍まで拡大して歯の状態を確認できることです。この機能によってできる限り歯の神経を残したり、治療の精度を大きく上げたりできるようになりました。

ダイレクトボンディングは削る量を最小限まで減らせるうえに、天然歯と人工物を接着させる際にも接合部分に隙間や段差を起こしにくく、二次むし歯の防止につながります。

マイクロスコープが威力を発揮する精密治療2 根管治療

さらに神経や血管が通っており、歯に栄養を届ける役割を果たす根管を治療する際にも、マイクロスコープは活躍します。特に、歯の神経が死んでいる場合に行う感染根管治療では、マイクロスコープで細い根管の中をきれいに清掃しながら、むし歯菌に感染した部分を残さず取り除くことが可能です。

根管には神経や血管などが通っており、歯に栄養や水分を供給しています。むし歯菌が根管にまで入り込み感染すると、歯髄炎と呼ばれる炎症が起こり、歯がずきずきと痛くなったり、時には顔が腫れたりすることもあります。自然治癒することはなく、放っておけば歯が溶けて抜歯しなければならなくなります。

根管治療とは、そんな歯の奥深くにある根管にまで入り込んだ菌を除去し、痛みや腫れといった症状を取り除くとともにそれ以上の感染を防ぐための治療です。根管治療には大きく分けて抜髄と感染根管治療の2種類があります。簡単に説明すると歯の神経が生きている場合に行うのが抜髄で、神経が死んでいる場合に行うのが感染根管治療です。

むし歯が深くなり、歯の中央にある神経（歯髄）に達し、感染が起こると一般的には抜髄になります。歯髄が感染すると歯髄炎となり、非常に強い自発痛を伴うのが特徴です。感染した歯髄とともにその歯のすべての神経を除去後、歯に薬を入れる根管充填という治療を行い、患部を封鎖します。それが不完全だったり、経年的に封鎖が緩んだりして、患部にもう一度菌が入り込んで感染が起きることがあります。それを治療するのが感染根管治療です。

抜髄は比較的成功率が高い処置で成功率は85～90％です。細菌が歯の中央部に及んでいるものの、入り組んだ根管までは波及していないからです。きちんと滅菌した器具で治療を行い、菌が侵入しない状態で患部を充填して封鎖すれば感染することはほとんどないはずです。

ところが治療がうまくいかなかった場合、ここから菌が侵入して根管が感染し、さらなる治療が必要になります。つまり、最初に神経に触る治療が抜髄で、それ以降はすべて感染根管治療となります。そのため根管治療は正確には3つに分けることができます。

一つ目は最初に神経に触って治療する抜髄です。二つ目は歯髄炎症状がなく、もしくはあっても我慢して放置したことにより歯髄が死んでいる場合の治療です。これはまだ誰もほかの医師が触っていない状態です。

そして三つ目がほかの医師（自分が以前治療した場合も含む）がすでに1回以上根管治療を行っていた場合の治療です。前医が治療を行ったが、短期的、もしくは長期的に問題が出て、感染根幹治療が必要になったものです。当然、この三つ目が最も難しいです。根管治療の方法はさまざまあり、歯髄や感染源を除去するために前医が歯の中を独自の方法で削っています。何回も治療を受けていると、多量に削られていたり、外まで穴が開いていたりします。

感染根管治療は
「ミクロレベルの技」が求められる難しい治療

根管は名前のとおり歯の根っこの部分で、治療はその先端部にまで及びます。根管は歯冠に近い上のほうで直径１㎜程度ですが、奥へいくほど細くなり、先のほうは０・１㎜ほどしかありません。それが枝分かれしていたり、途中で行き止まりになっていたりして迷路のように入り組んでいます。実はそれだけではなく、根っこが曲がっていて、先端部まで見えないものもたくさんあります。

もちろん、見えるだけでは治療にならず、その複雑な構造である根管の一つひとつをきれいに清掃して、むし歯菌の感染源を取り除かなければなりません。根管の中をきれいに清掃できなければ、感染源は残ったままで、炎症の火種はくすぶり続けることになってしまいます。そして痛みや腫れを引き起こしたり、膿《うみ》が溜まったりするだけでなく、重症化すると顎の骨が溶かされてしまう恐れもあります。

感染根管治療には数ある歯科治療のなかでもとりわけ集中力と、病変を見極める判断力が必要とされます。それを肉眼で行うのは、良くいえば神業に近い、悪くいえば非現実的とさえ私は思います。

感染根管治療の変遷

この難しい感染根管治療もマイクロスコープの導入によって劇的に進化しました。もちろん、マイクロスコープを使っている医師が優れていて、使っていない医師は劣っているということではありませんし、マイクロスコープを使用しなくとも、高い診断力と技術力で最適な治療を行う歯科医師も大勢います。私自身は昔、マイクロスコープを使っていなかったために、治療に際しては非常に苦労していました。難しい治療であり、なかなか治ったかどうかを見極められずに大変な思いをした記憶があります。

感染根管は、症状自体はそれほどないのですが、打診痛といって噛むと痛みが出ることが多いです。そこで歯をたたくことで状態を確かめるしかありませんでした。治療した患者が次に来院したときに、歯をコンコンとたたいて痛みがあるかどうかを確かめます。痛みがあればもう一度同じような治療を繰り返す必要があります。そしてたたいたときの痛みがなくなるまで治療が終わらないというのが、当時の感染根管治療でした。

治療はしているものの自分でどう処置できているのか見えませんし、患部がどのようになっているのかも分かりません。たたいてみて痛みがあるということは、まだ菌は残っているということですので、もっと削って取らなければなりません。するとどんどん歯は小さくなっていくのですが、患者が痛いと言うならそれを続けるしかありません。歯を削り、時間もかかるなかで続けていくしかない、というのが昔の治療でした。

私自身、正直苦手に思っていた感染根管治療でしたが、それがマイクロスコープを使っていろいろとやれるようになったことで一変しました。患部を直接見られることで、何が悪さをしているのかが分かるようになったのです。もちろんX線検査も必要ですが、かなり患部が見えて、感染した部分を直接こそぎ取っていくようになりました。

昔はヤスリのようなものを手探りで奥まで入れて削っていたものが、マイクロスコープでのぞきながら、見えるところの汚れをさまざまな器具で全部取って、その後患部の穴をきれいに塞いだら完了、という治療法に変わったのです。

かつては患者が痛みを訴えなくなるまで治療するものだと思っていました。いわば患者主導の治療でしたが、それが自分の判断で治療を終えられる、自分主導の治療へと変わり、非常に効率的になりました。

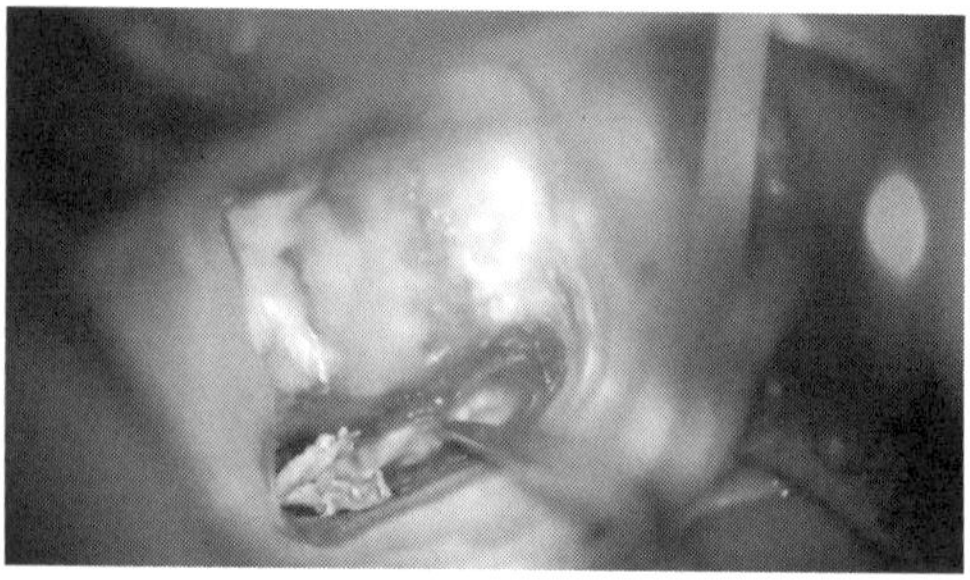

マイクロスコープで視野を拡大し、根管の感染物を除去する

こうした新しい技術の導入によって、歯科治療はどんどん進歩しています。ただ、それを使うのは人間であり、新しい機器の導入がそのまま医師の優劣を決めるものではないことは言うまでもありません。

なお、マイクロスコープ以外にも、高精度の根管治療をサポートするツールや装置には次のようなものがあります。

ラバーダム

唾液に含まれる細菌や、呼気による水分が治療する歯に付着すると、再感染や脱離の原因になります。そこで私の歯科医院では、口腔内と治療部位を分けるためのラバーダムシートを使用しています。ラバーダムは舌や歯肉も保護されるため、治療中の口腔内も快適に感じられます。

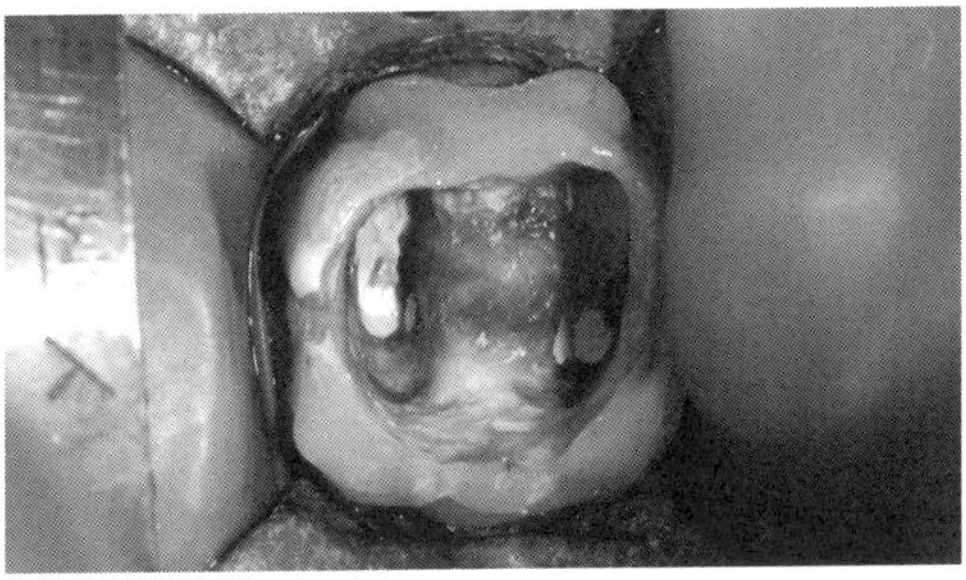
ラバーダム

歯科用ＣＴ

根管治療の際には必ず画像検査が必要になります。通常のＸ線に加え、三次元で根管の状態が分かる歯科用ＣＴを使用し、精度の高い診断と治療計画を立案します。これにより歯根破折などの治らない状態も、治療前に判断することができます。

ニッケルチタンファイル

根管内の感染部分を取り除く際には、ファイルと呼ばれる器具を使用します。一般的に使われることが多いステンレスのファイルは、複雑な根管内ではうまく機能しないことが多くあります。そこで私の歯科医院では必要に応じて、柔軟性があり、複雑な根管内に対応できるニッケルチタンファイルを使用することもあります。

また、被せ物はほかのむし歯治療と同様で、精密につくらなければ菌の再感染のもとになってしまいます。根管治療においては被せ物のほかにも、治療後の歯を根元から支える支台歯をつくり接着する必要があります。この作製（支台築造）も精密でなければ、菌の再感染を招くことになります。支台築造の精度は歯の寿命に大きく関わります。

この土台には「メタルコア」や「ファイバーポスト」「ＣＲコア」などがありますが、いずれも支台歯や被せ物から細菌が入り込まないような精密さが求められます。

マイクロスコープが威力を発揮する精密治療3
歯髄温存療法

大きなむし歯や外傷により歯が欠けたとき、歯髄に感染が起こり得ます。その際、歯髄を取ってしまう治療が前項で説明した抜髄であるのに対し、歯髄を保存する治療が歯髄温存療法です。一般的に私たちの歯は、歯の神経の有無によって寿命が左右されます。歯の神経は血管が通っており、歯への栄養の供給源も担っています。できるだけ寿命を延ばすには、神経も残すほうが望ましいのはいうまでもありません。

ですから私の歯科医院では、神経をきちんと残す方針で行っています。菌に感染し死んでしまった部分だけ除去し、生きている部分は残したまま きれいにし、特殊な歯科材料で覆い修復します。

むし歯の進行により損傷した神経を可能な限り残すこの治療のことをVital Pulp Therapy（バイタルパルプセラピー、以下ＶＰＴ）といい、日本では歯髄温存療法とも呼ばれます。的確に行うには、高い技術と判断力が必要な治療法です。この治療ができる歯科医院は全国でもまだまだ多くないのではないかと思いますが、私はマイクロスコープの特性をフルに活かし、実績を挙げてきました。

一般的には治療の段階で神経が見えたら、抜髄をしてクラウンを被せます。クラウンを被せる際には、エナメル質の大部分を削ります。抜髄は神経を取るだけでなく、多量のエナメル質も失いかねない処置といえます。統計的に保険請求されている抜髄処置は、毎年約６００万件に上ります。全国の歯科医院数が６万８０００軒なので、単純に割ると1医院当たり年間88件の抜髄を行っていることになります。ある程度差はあるものの、毎月5～10本の生きている神経を取っていることになります。

むし歯は歯髄炎になってすぐに受診すれば神経を残せます。しかし1週間もすると神経が死んでしまうので感染根管治療となってしまいます。私の歯科医院の場合、神経が生きていればＶＰＴ手術の成功率は90％以上です。

歯の寿命を永らえることをポリシーとしている私の歯科医院では、できる限り神経を温存できる治療法を選択することは自然な流れでした。

この治療法ではＭＴＡと呼ばれる歯髄専用の特殊なセメントを用います。むし歯を除去した痕にこれを詰めることで、神経を温存できます。人工物でありながら生体との親和性が高く、拒絶反応を示さない歯科材料で、神経をこれで固めても損傷することなく、生きたまま残せます。

この治療の難しさは、神経が死んでしまっているかまだ生きているかを、見た目で判断しなければならないことです。こう書くと、見れば分かるのだったら簡単ではないか、と思われがちですが、歯の神経はとても細くて肉眼では到底正確な見極めはできません。

そのため、昔はむし歯を削っていき、神経が露出したら生きていようが死んでいようが迷わず抜いていました。肉眼ではその神経がすでにむし歯菌に侵されているのか、侵されていないのか分からないので、抜いてしまうのが最も安全という考え方が一般的でした。そしてそれは今でも主流といえます。

しかし、今はマイクロスコープを用いることで、神経を細かく観察することができるようになりました。神経のどこまでが死んでいて、どこからが生きているかの判断がつくようになったということです。

マイクロスコープを用いることで、従来の「抜髄」つまり神経を全部抜いてしまう処置に代わり「ＶＰＴ」が可能になりました。これは簡単にいうと、神経のうち、むし歯菌に感染し死んでいる範囲だけを切除し、生きている部分は残すことです。もちろん、マイクロスコープは拡大したり照明を当てたりすることで神経の様子がよく分かるようにはしてくれますが、状態までは教えてくれないので、そこは歯科医師の判断力が問われるところです。

このようにして私の歯科医院ではできるだけ神経を抜かない治療を行っており、私が抜髄をする機会は年に1回あるかどうかです。

神経を抜いた歯の寿命が短くなることは一般の人にも浸透してきているので、「うちでは大きなむし歯でも高確率で神経を残すことができます」と説明すると、たいへん喜ばれます。

〈歯髄温存療法の流れ〉

深くまで進行したむし歯では多くの場合、歯髄が露出します。そこで、歯髄へのむし歯菌の感染の様子や、神経が生きているか死んでいるかをマイクロスコープで視診します。神経が露出した際、生きていれば通常、出血を認めます。炎症の少ない可逆的な歯髄であれば出血はすぐに止まります。出血が止まらない場合は炎症が強いと判断し、出血している部位を超音波で丁寧に除去します。出血が止まるまで徐々に炎症のある歯髄を取っていきます。

また神経が露出しても出血がない場合があります。これは二つのパターンが考えられます。

一つ目は歯髄に炎症がない場合です。むし歯菌による影響が歯髄になかったのに神経が露出してしまったということです。本来除去すべきむし歯の部位より過剰に深く削ると起こり得ます。

二つ目はむし歯菌の感染が強く、歯髄が壊死《えし》している場合です。この場合は壊死している神経組織を除去します。どこまで取るかというと、生きている神経が出てくるところまでです。この判断には拡大視野と経験が必要です。出血の有無、神経組織に毛細血管が見えるか、エアーを当てたときの抵抗感などを考慮しながら、除去する範囲を決めます。深くまで除去しても生きている神経組織が出てこなければ、ＶＰＴは適応ではないので、根管治療に移行します。健全な歯髄が残っていると判断すれば、ＶＰＴの適応になります。

感染した歯髄を除去したあと、ＭＴＡセメントという生体親和性の高い材料で神経の穴を塞ぎます。そして、できるだけ速やかに露出している象牙質を修復治療で封鎖します。なお私の歯科医院では、ダイレクトボンディングという接着力が強く、二次むし歯のリスクが低い修復方法を採用することが多いです。

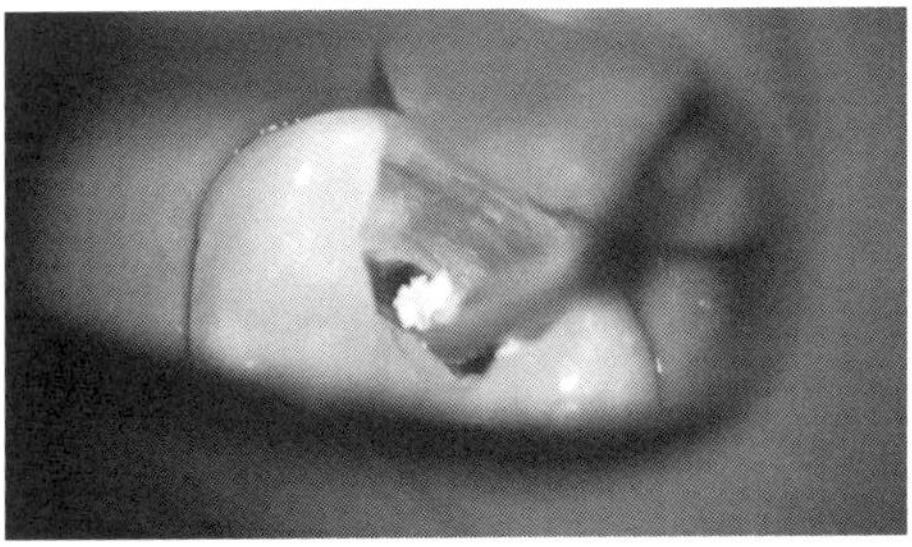

MTAセメント充填によるVPT

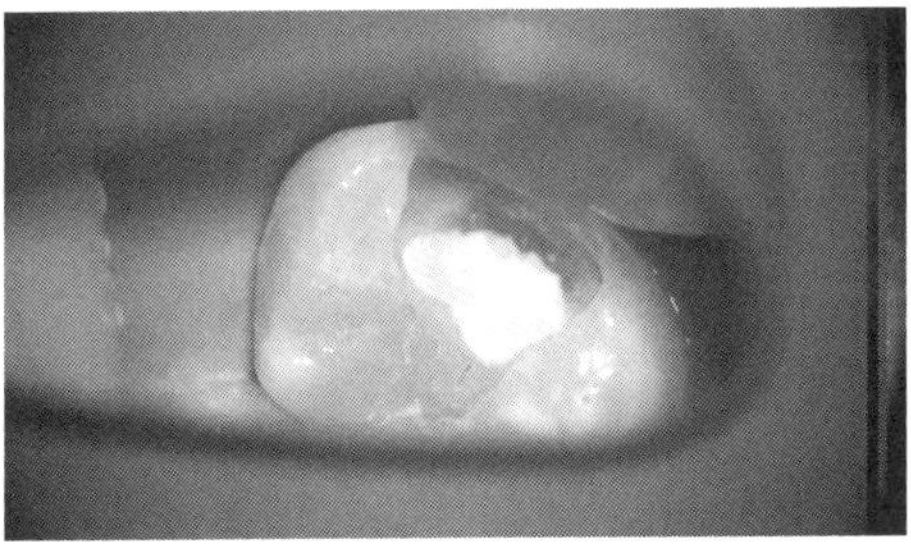

VPT処置後

この歯髄温存療法は、歯

の寿命を延ばすのにとても合理的で良い治療なのですが、実は日本の歯科大学ではこれを詳しく取り上げた授業カリキュラムが少ないのが現状です。近年は海外の歯科診療の情報を得やすくなったので、大学で教わらなくてもこの治療法に興味を持ち独学で勉強する若手医師も増えてきました。しかし、教育機関では神経が露出するまで進行したむし歯は、抜髄が当たり前という認識がまだまだ根強いのが現状です。

私自身も大学では教わらず、10年ほど前に、東京で歯髄温存療法に取り組む歯科医師の講演を聞いたのが、この治療法を知ったきっかけでした。過去には、露出してしまった神経は生きているかどうかにかかわらず、すべて抜くのがよいとされていた時代もありましたが、生きている神経は抜かずに、残したまま根管治療ができるなんて夢のような治療だと感銘を受け、自分もぜひものにしたいと勉強をし、習得したという経緯があります。日本でもその後、徐々にこの治療法が知られるようになり、施術する歯科医師も増えてきてはいますが、まだまだその数は少ないです。

■ むし歯進行のモデルパターン（高精度治療）

20歳治療前

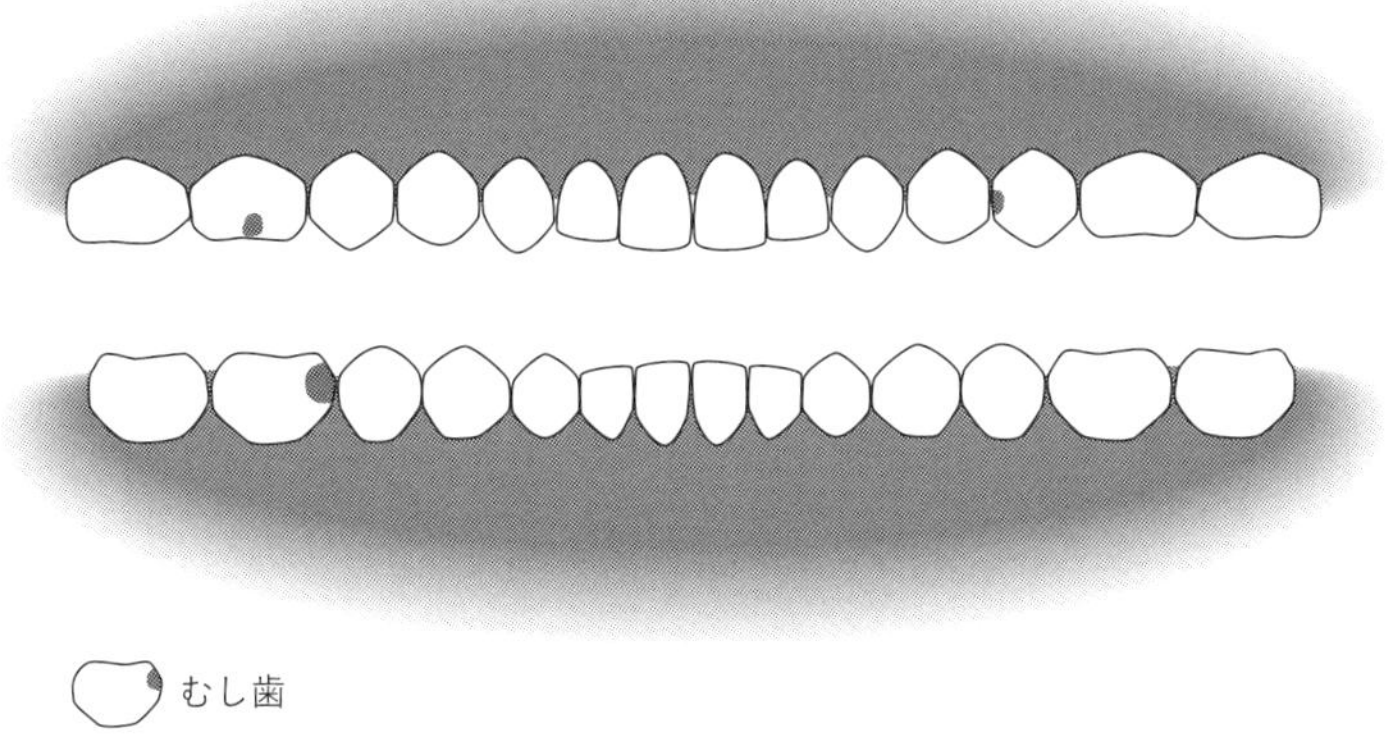

もし、Aさんが適切な治療を行っていたら？

ではここで、2章で紹介したAさんが現在標準とされている治療ではなく、正しい予防と治療を行っていたら、50歳でどれくらい健康な歯が残るのか検証します。もちろん、20歳時点での歯の状態は同様という設定です。

まず20歳時点では、上の歯の右側にエナメル質にとどまっている小さなむし歯が1本、上の歯の左側に象牙質まで進んだ中程度のむし歯が1本、下の歯の右側に歯髄（神経）に達した大きなむし歯が1本、合計3本のむし歯が

■ むし歯進行のモデルパターン(高精度治療)

20歳治療後

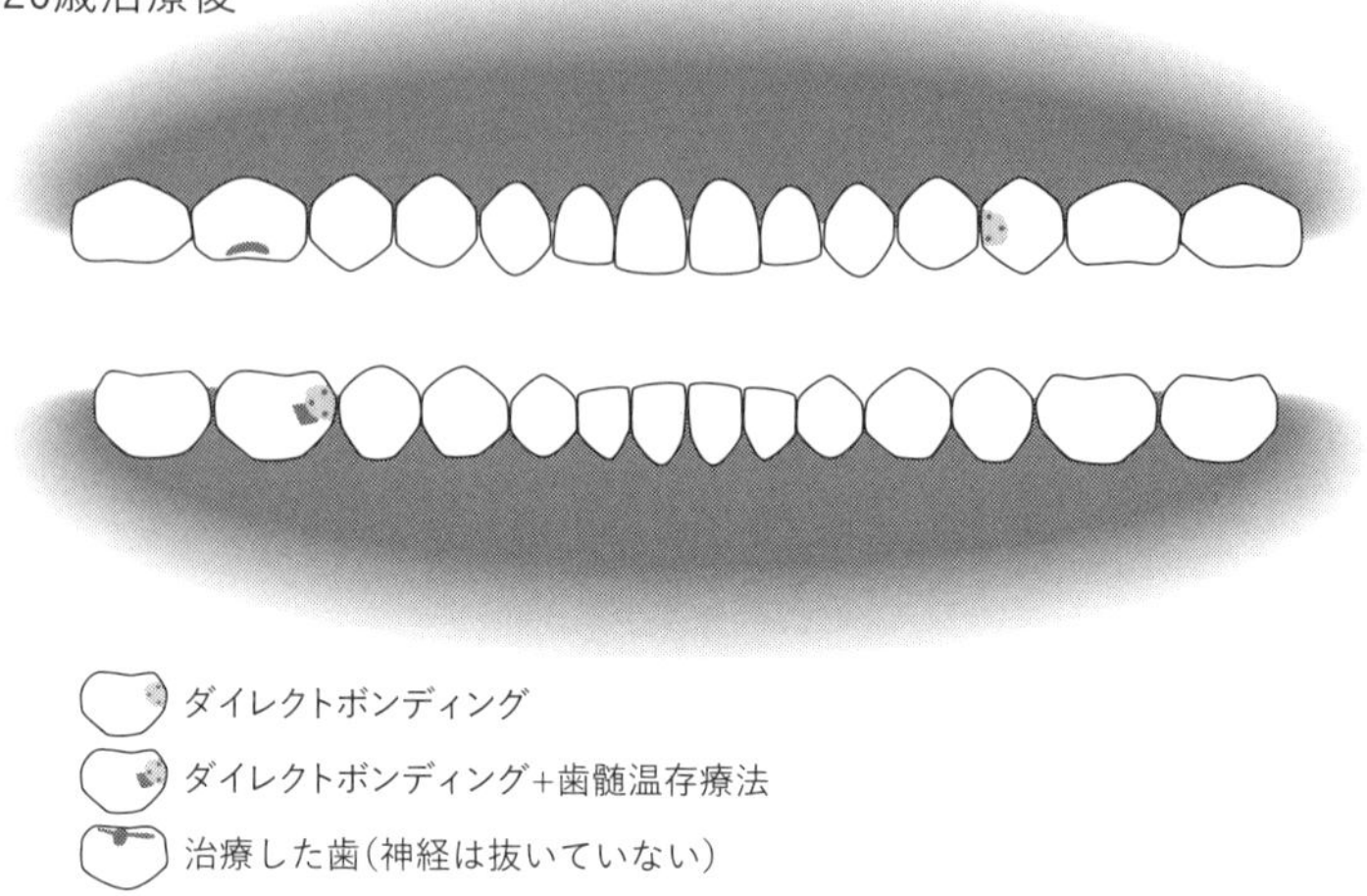

ありました。

・上側右にある小さいむし歯

正しい予防と治療では小さなむし歯はあえて削らず、適切な予防をしながら経過を観察する方法をとります。

「むし歯の程度が軽いうちに削るべきでは？」と不安になるかもしれません。もちろん、むし歯が小さいうちにダイレクトボンディングで治療を行うこともあります。しかし、むし歯の好発部位である歯と歯の間の小さいむし歯を削るには健康な歯質を多く削る必要があります。なので、予防で大きくなるのを防げる可能性があるなら、費用面から考えても予防だけで経過を見ることが多いです。

正しい予防で口の中をむし歯ができにくい環境にしておけば、むし歯が急に悪化することはありません。エナメル質に限局した小さいむし歯なら、口内環境をきちんと管理していれば、7年は削る治療を行わなくても済むというデータもあります。しかし削ってしまえば、一般的な治療であれば、7年間再治療の必要がなくて済む確率は半分以下しかありません。

・上側左にある中程度のむし歯

象牙質までむし歯が進んでいるので、なんらかの治療を行う必要があります。そこで、削る部分を最小限にとどめられるダイレクトボンディングを行います。歯の構造をできるだけ残して、歯の寿命を永らえさせます。

・下側右にある大きなむし歯

標準的な治療では当然のように抜髄されていたこの歯も、歯髄温存療法とダイレクトボンディングを組み合わせた治療を行えば、神経は残ったままです。

正しい治療と予防を行った結果、Aさんのむし歯は10年後にどうなったか確認します。

■ むし歯進行のモデルパターン（高精度治療）

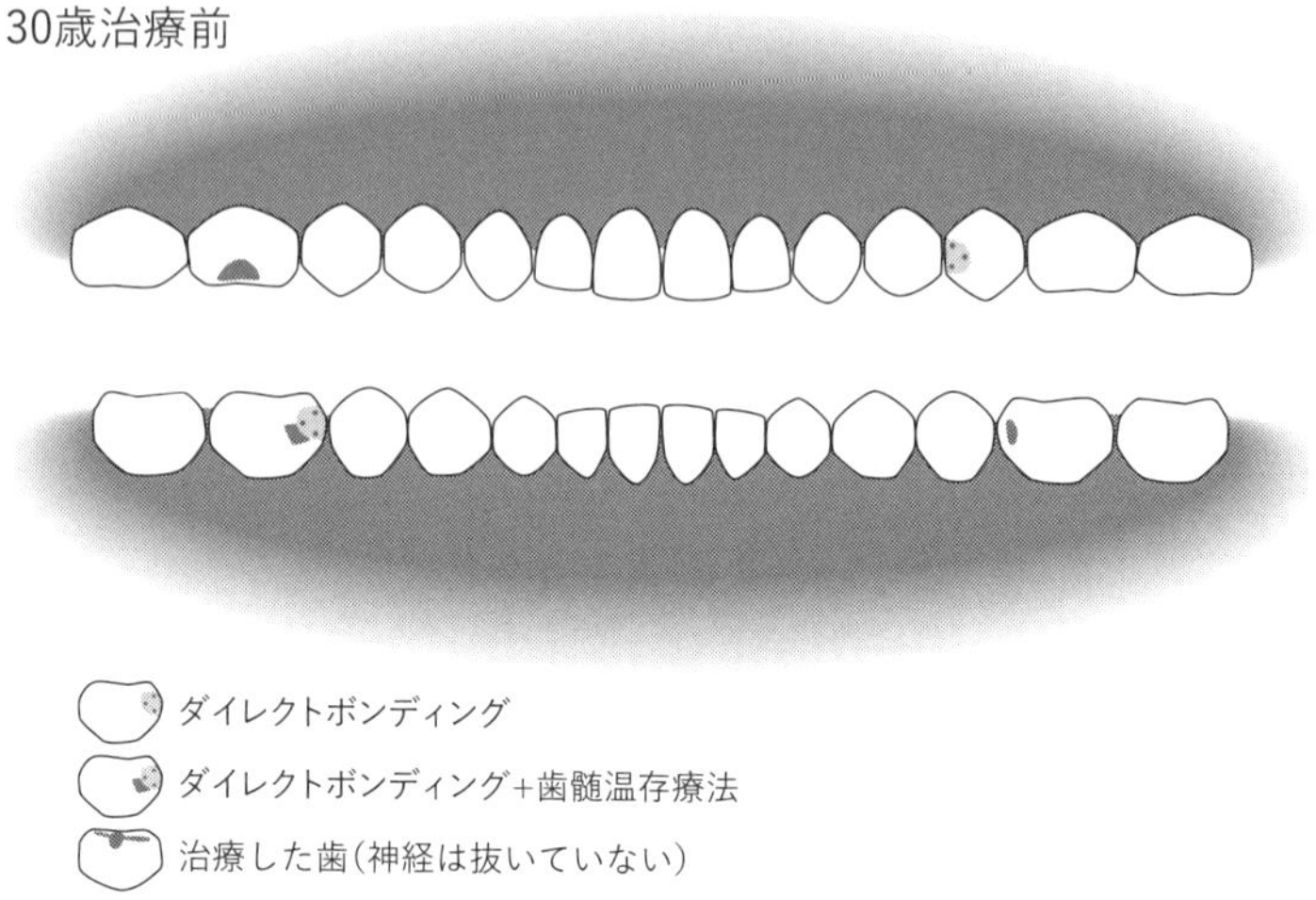

・上側右にある小さいむし歯

20歳時点ではエナメル質内に限局したむし歯だったので、削らずに予防だけで観察していた歯です。予防の甲斐《かい》あって、10年経ってもむし歯の大きさはほとんど変わりませんでしたが、少し穴が大きくなり、物が詰まるようになりました。そこでついに、ダイレクトボンディングによるむし歯修復治療を行うことにしました。1回の来院で90分程度の治療時間を要しました。

・上側左にある中程度のむし歯／下側右にある大きなむし歯

正しい治療を行った結果、20歳でダ

■ むし歯進行のモデルパターン（高精度治療）

30歳治療後

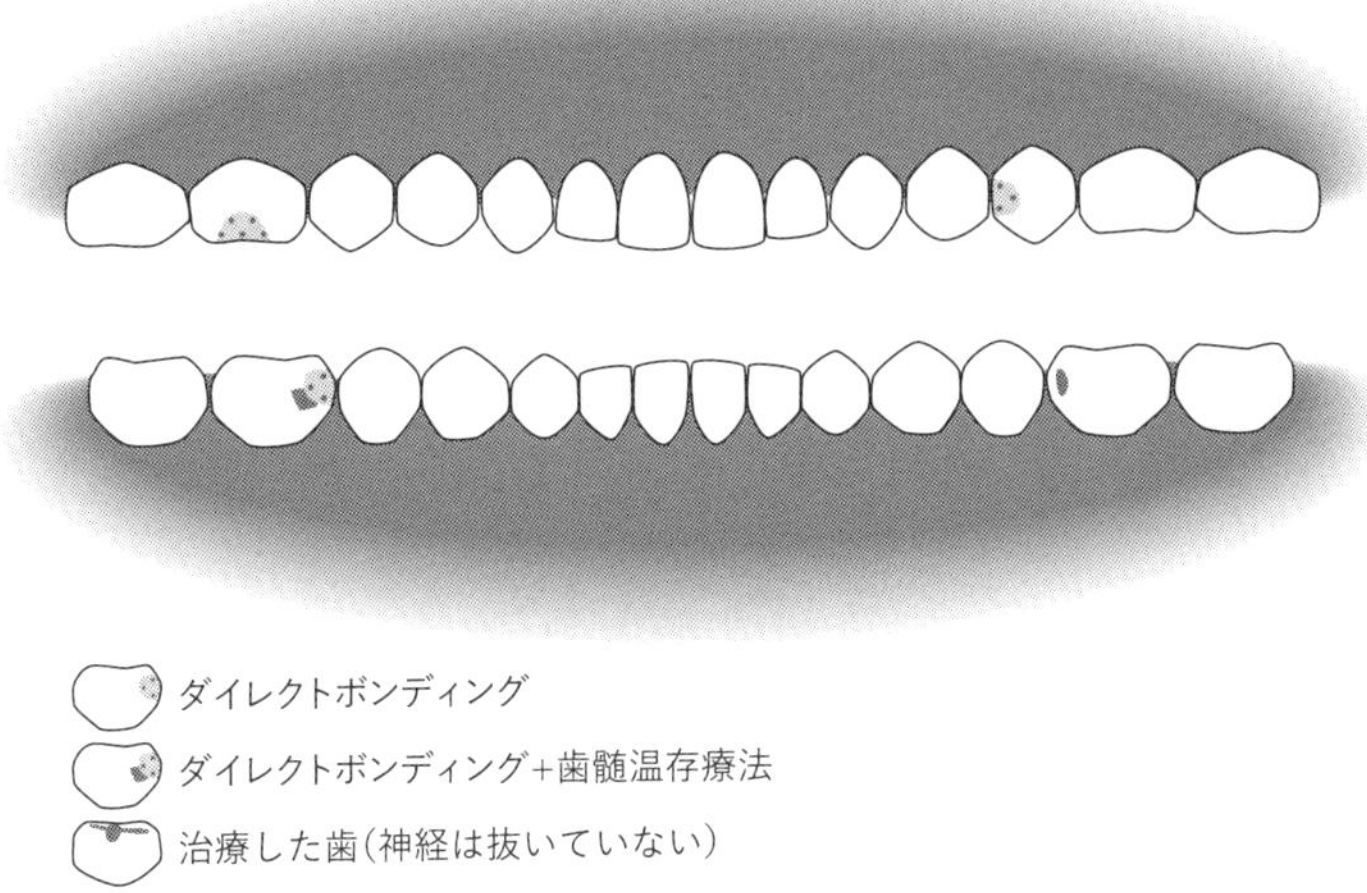

イレクトボンディングを行った歯に変化はありませんでした。

・下側左にできた新しいむし歯

10年の間に、エナメル質にとどまる程度の小さなむし歯が定期検診で見つかりました。私の医院の予防指導では、10年間で1本以内のバージンカリエスの発生を目安にしています。このC1といわれるむし歯は当然、切削介入はしません。予防指導を行い、経過観察をします。

2章で説明した標準的な治療では、同じ10年で3本の新規のむし歯と2本の二次むし歯に対する切削を伴うむし歯治療を行いました。一方、20歳のと

■ むし歯進行のモデルパターン（高精度治療）

40歳治療前

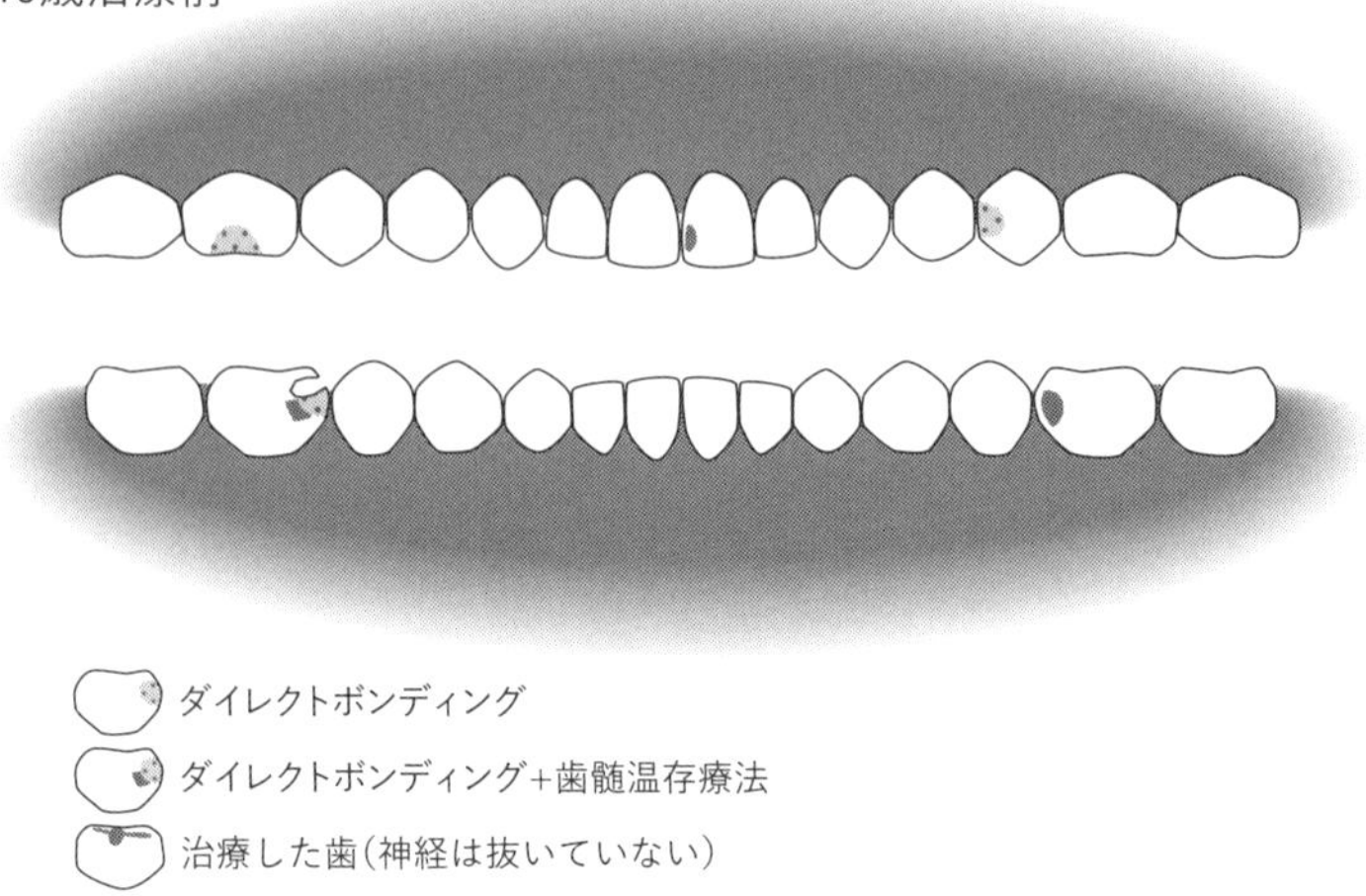

きにむし歯予防を徹底し、マイクロスコープを用いた精密治療を行った場合は、10年間でできた新規むし歯は1本です。そして必要になった治療は、ダイレクトボンディングによるむし歯修復治療が1本でした。

さらに10年後のAさんの口内を見てみます。

・上側右にある小さいむし歯／上側左にある中程度のむし歯

ダイレクトボンディングで、削る部分を最小限にした歯は、両方とも変化がありません。

・下側右にある大きなむし歯

20歳の時に歯髄温存療法とダイレク

■ **むし歯進行のモデルパターン（高精度治療）**

40歳治療後

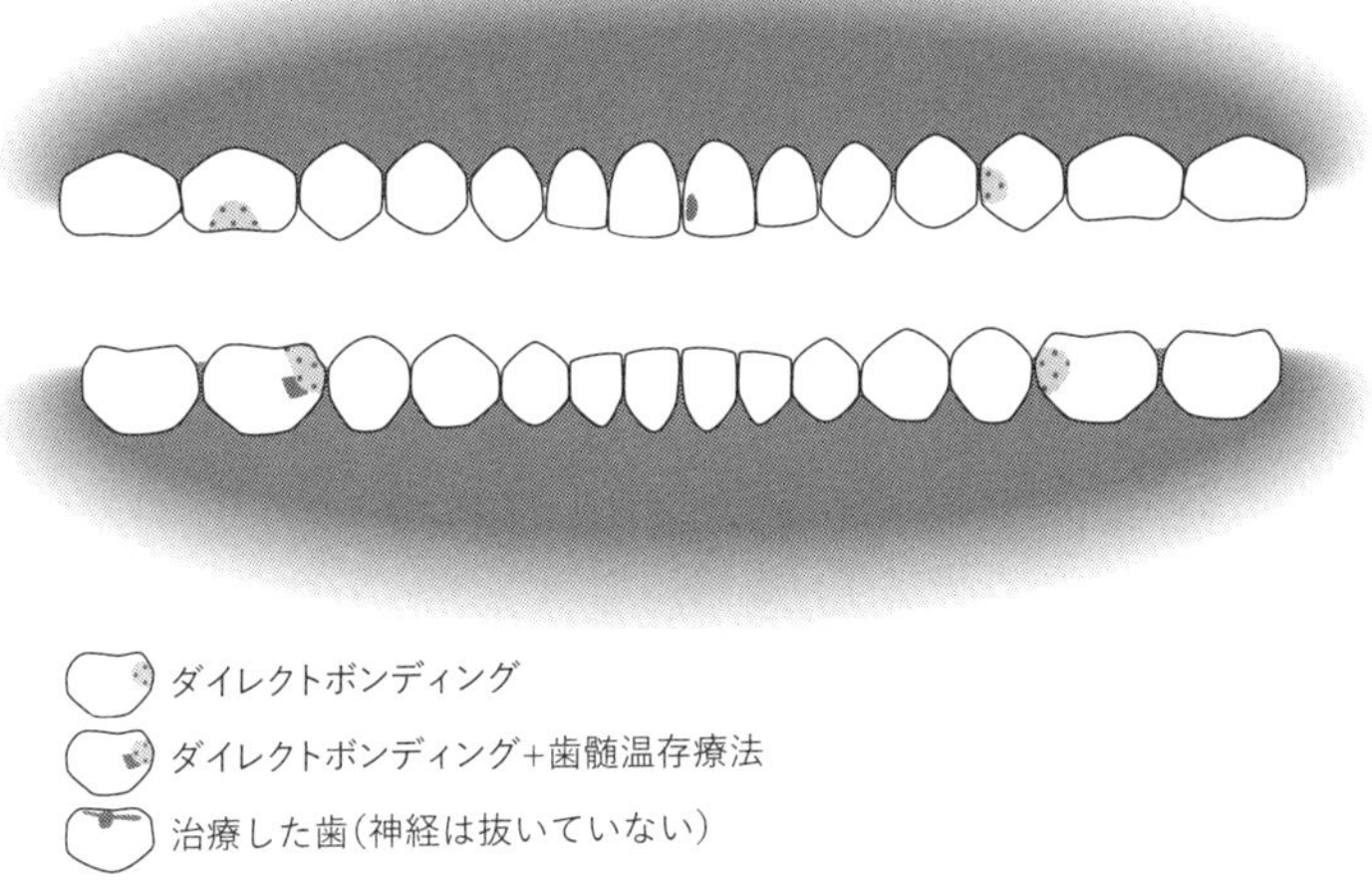

トボンディングを施した歯は、20年が経過して素材の一部が欠けました。しかし、象牙質との界面は保存されており、二次むし歯にはなっていないため、歯の寿命にはまったく問題ありません。15分程度の修復治療で、20年前とほぼ同じ状態に戻りました。

・下側左の中程度のむし歯

30歳の時にできた小さなむし歯は、10年の間にエナメル質にある「小さなむし歯」から象牙質に届く「中程度のむし歯」に進んでいました。Aさんはマイクロスコープを用いた精密治療を希望したので、ダイレクトボンディングによるむし歯修復治療を行いました。

■ むし歯進行のモデルパターン（高精度治療）

50歳治療前

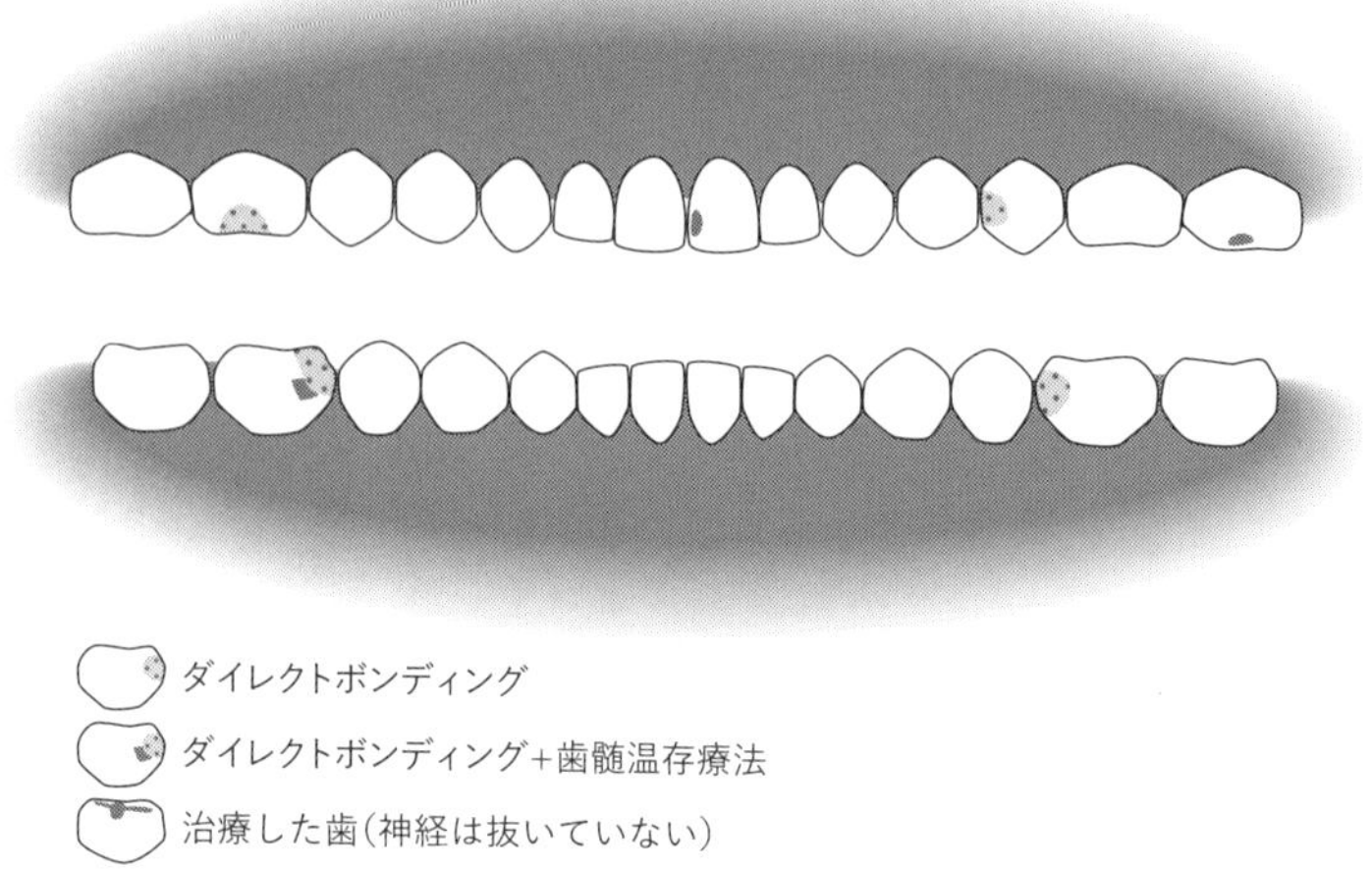

・上側の前歯にできた新しいむし歯

エナメル質にとどまる小さなむし歯が、10年の間に新しくできていました。今まで同様に予防指導と定期検診で経過を観察していきます。

10年に1本ずつのダイレクトボンディングと予防だけで、生涯むし歯5本で生活できているAさん。ここからさらに10年が経ち、50歳になりました。

・上側右にある小さいむし歯／上側左にある中程度のむし歯／下側右にある大きなむし歯／下側左の中程度のむし歯

40歳時に行った治療から変化はなく、

再治療の必要もありません。

・上側の前歯にできた新しいむし歯

エナメル質から象牙質までむし歯が進んだので、ダイレクトボンディングで対応します。

「できるだけ削らない」「どうしても必要な場合のみ、ダイレクトボンディングで削る部分を最小限にとどめる」――この治療を繰り返していけば歯の寿命は縮みません。したがってAさんは50歳でも1本も歯を抜くことなく、天然歯で老後を楽しむことができるのです。

マイクロスコープは包括的な治療の良きパートナー

マイクロスコープが特に力を発揮する治療として、私の歯科医院では根管治療やダイレクトボンディング、歯髄温存療法のほかにも、歯周病治療やインプラント、審美治療など幅広い領域で、必要に応じてマイクロスコープを活用しています。また、予防治療やメンテナンスにも活用しています。

歯の治療には、非常にミクロな視点をもたなくてはなりません。むし歯にしても、歯周病にしても、ほんのわずかな汚れ、わずかな感染源も見逃さず治療しなければ、二次むし歯の発生や進行を許してしまうからです。

一方、歯は全部で28本、親知らずを含めれば32本あるので、全体のバランスや口腔環境全般はどうかといったマクロの視点で診療することも重要と考えます。実は歯が悪くなっていくのは、噛み合わせの悪さや、甘いものが好きでいつも口腔内に糖があるといったような、マクロの問題も大きく関わっており、見過ごしてはならないからです。

患者の歯の寿命を延ばすには、主訴のある歯を診ているだけでは不十分です。バランスを整えるためには矯正治療を提案することもありますし、歯の欠損によりバランスが崩れていれば残っている歯の負担を減らすためにインプラントを入れるなど、包括的な治療が大切になります。

マイクロスコープは、むし歯や歯周病などの病気があると分かっている箇所を的確にとらえるのに有用ですが、同時に噛み合わせや歯列の乱れなど全体のバランスに問題がある場合にも、その問題の元になっている歯はどれか、歯並びのどこが悪いのかなどの原因をピンポイントで探るのにもたいへん役に立っています。

マイクロスコープを使った歯科治療では、通常の治療では目が届きにくい奥まった場所や、歯と歯の隙間のような狭い場所まで確認できるため、むし歯や神経、また歯のクラックなどの見落としを防ぐことができます。また口腔内全体をくまなくチェックできるため、歯や口の健康をあらゆる角度から診る歯科医院にとって、細部にわたり正確な視覚情報を提供してくれる、たいへん頼りになるパートナーなのです。

第5章

初期段階の正しい予防で、時間と費用が抑えられる＋αのホームケア・セルフケアで再発を徹底防止

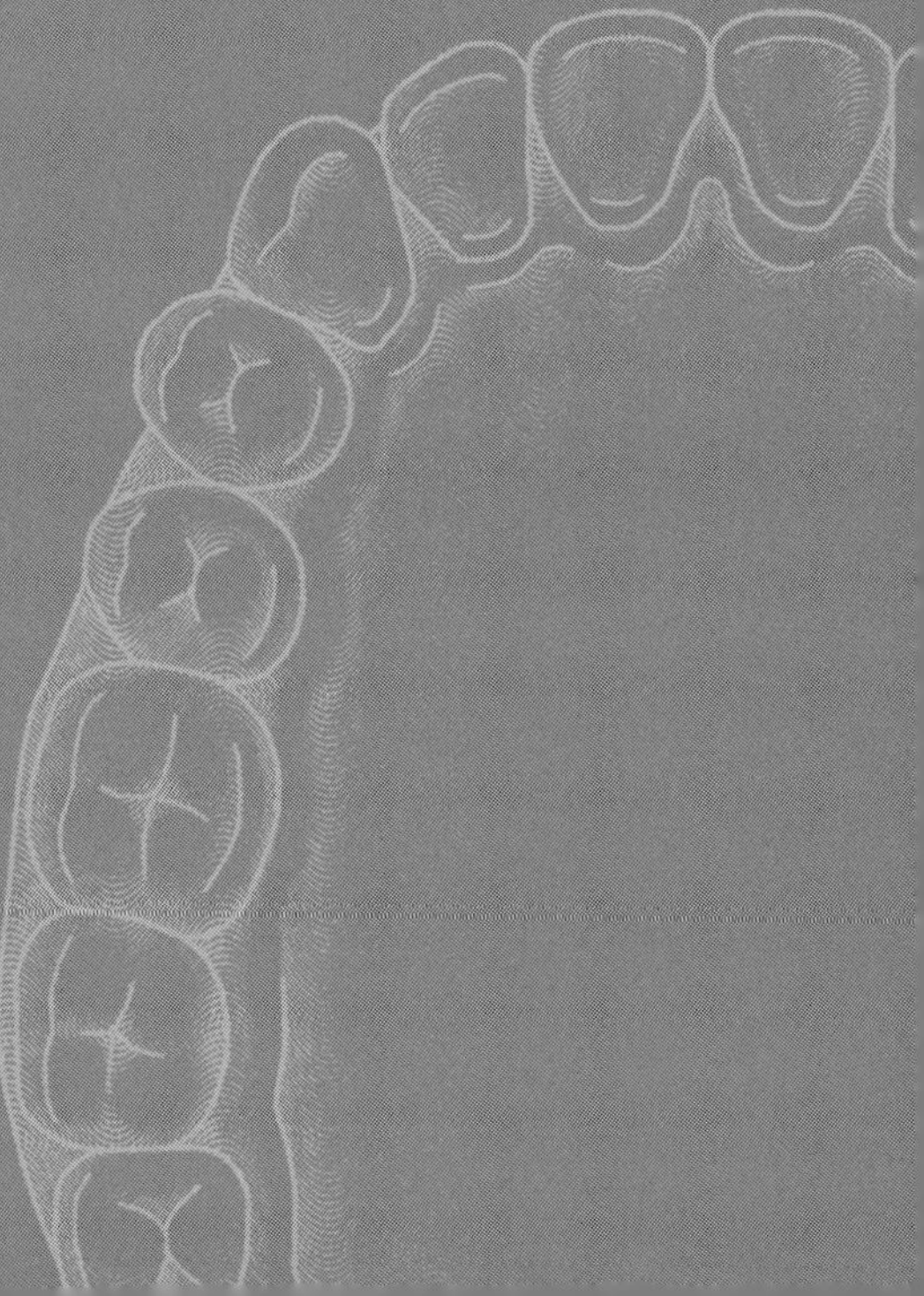

「むし歯予防は歯磨きで万全」の落とし穴

むし歯予防の大切さ自体は、誰でも分かっていることだと思います。私たちは子どもの頃から、むし歯をつくらないようにしましょうと学校や家庭で言われていますし、学校や自治体で定期的な歯科検診を受ける機会もありますし、歯科学会などからメディアを通してキャンペーンなどが行われることもあります。むし歯予防デーもあります。

ただ、具体的に何をすればいいかがしっかりとみなに同じように伝わっているとは限りません。実際に適切な予防法が日々の生活のなかで行われているかどうかも客観的な評価がされることはあまりありません。結局のところ、むし歯になってしまったときに歯科医院に行き、そこで初めて口腔環境が悪いことが分かり、自分は予防できていると思っていたのに実はできていなかったことに気づかされる、というケースが大半のように思います。

だからこそ、歯科医院も予防に力を入れるべきだ、というのが私の考えです。学校や家での指導や意識づけももちろん大切ですが、歯のプロならではの高い専門性、最新鋭の知見に基づいた指導がダイレクトに患者に届けば、もっと確実かつ効率の良い予防がかなうはずです。

例えば、むし歯予防といえば何はさておき、歯磨きをしっかりすることであると固く信じられている節が日本にはあります。歯磨きは毎朝の洗顔と同じく、毎日磨き残しがないようすみずみまで歯ブラシを動かしましょう、と子どもの頃から教え込まれるわけです。

さらにテレビやネット広告でも、オーラルケアのアイテムとしてペーストや歯ブラシの宣伝が数多く流れています。それもあり、歯磨きは口の健康にとって最も大事な行為であると信じられているようです。

実際、私の歯科医院に来る患者も、むし歯が多いと指摘された際に、「でも歯磨きは朝晩欠かさずしているのですけど」と困惑した表情を浮かべる人もいます。

近年の研究では、歯磨きとむし歯の発生との間に科学的な相関が薄いと示されています。これを聞くと、まるで歯磨きの重要性を軽視しているように感じるかもしれませんが、そうではありません。確かに、歯磨きは予防の一環として非常に重要で、食後の歯磨きや磨き残しのないよう丁寧なブラッシングは大切です。とはいえ、歯磨きだけが予防策ではなく、もっと大事なことがあります。この点は日本ではあまり知られていないようです。

ステファンカーブを理解すれば むし歯予防のポイントが分かる！

もっと大事なことの一つに、「むし歯の原因をつくらせない」ということがあります。

歯磨きというのは歯の清掃ですから、汚れてしまっていることが前提に行われる、いってみれば対症療法のようなものです。それでももちろんしないよりはいいのですが、そもそも汚れ、むし歯菌にとってはエサになるものを口の中にたくさんつくらせないことのほうが、予防策としては優先順位が高いです。

これは家の掃除にたとえると分かりやすいです。例えば、同じように毎日掃除をする家が2軒あるとして、一方はもともと湿気が多かったり家の建てつけが悪かったりしてカビやすく、ゴミやホコリも溜まりやすいつくりです。もう一方はそういうつくりではなく汚れにくいとなれば、当然後者のほうが清潔な状態が保たれやすいです。前者は掃除を一生懸命しても、汚れやすい環境をなんとかしなければ徒労に終わってしまいかねません。口の中もそれと同じことです。

むし歯を治療して、一時的にむし歯がない口になっても、その口の中が、むし歯菌にとってエサの宝庫になっていては、常に脱灰優位、つまり歯が溶けやすい環境になっているわけです。そのため、新たなむし歯ができてしまうのは、もはや時間の問題といえます。

むし歯は脱灰が優位になり、再石灰化が追い付かなくなると発症や進行を招いてしまいます。そして口の中の酸性度が高いと脱灰が進みます。これを世界で最初に発見したのが、スウェーデンの歯科医師ロバート・ステファンです。彼は人間の口腔内のpH（ペーハー）の変化をあらわすグラフを発表しました。それは彼の名前をとってステファンカーブと名付けられ、こんにちに至るまで広く歯科診療の場でむし歯のリスク評価や予防指導などに用いられています。

pHは酸性やアルカリ性の強さを示す尺度です。学校でリトマス紙を使った実験を通して知っている人も多いと思います。pH7を中性とし、それより値が高いとアルカリ性、低いと酸性となります。

通常、口腔内はpH7前後の中性に保たれていますが、食後は急激に、pH2のラインまで下がっていきます。これは口腔内が一気に酸性へと傾いたことを意味します。

しかし、20分もするとpHは上昇し、再びpH7前後まで戻ってきます。この変化を横軸に時間、縦軸にpHをとってグラフに表すと、一日のなかで食べ物を口にするたびに下がっては上がり、波打つような形状になります。これがステファンカーブです。

一般的にステファンカーブは食事をするたびに酸性になり、その20分後くらいから中性へ戻る軌道を描きますが、実際には個人差があります。唾液のpHが人によって、酸性が強めだったりアルカリ性が強めだったりと多少の差があることや、唾液が分泌される速度の差も影響します。分泌速度が速ければ緩衝作用とそれに続く再石灰化もスムーズですが、遅いと脱灰のほうが優勢になりやすいからです。また、口の中の細菌の種類や細菌数によっても変わってきます。

しかし、差を生み出す最も大きな要因は、なんといっても食習慣です。唾液の質や分泌速度と歯の質などは、自分ではコントロールしがたい要素ですが、食習慣は自分の意思によってその気になればすぐにでも見直し、コントロールすることが可能です。

食習慣のなかでもズバリ、むし歯菌のエサとなる糖分の摂り方がむし歯リスクを大きく左右します。むし歯菌にとって、いつでもエサにありつける環境であるほど好ましいのはいうまでもありません。

■ 複数回の間食をしているステファンカーブ

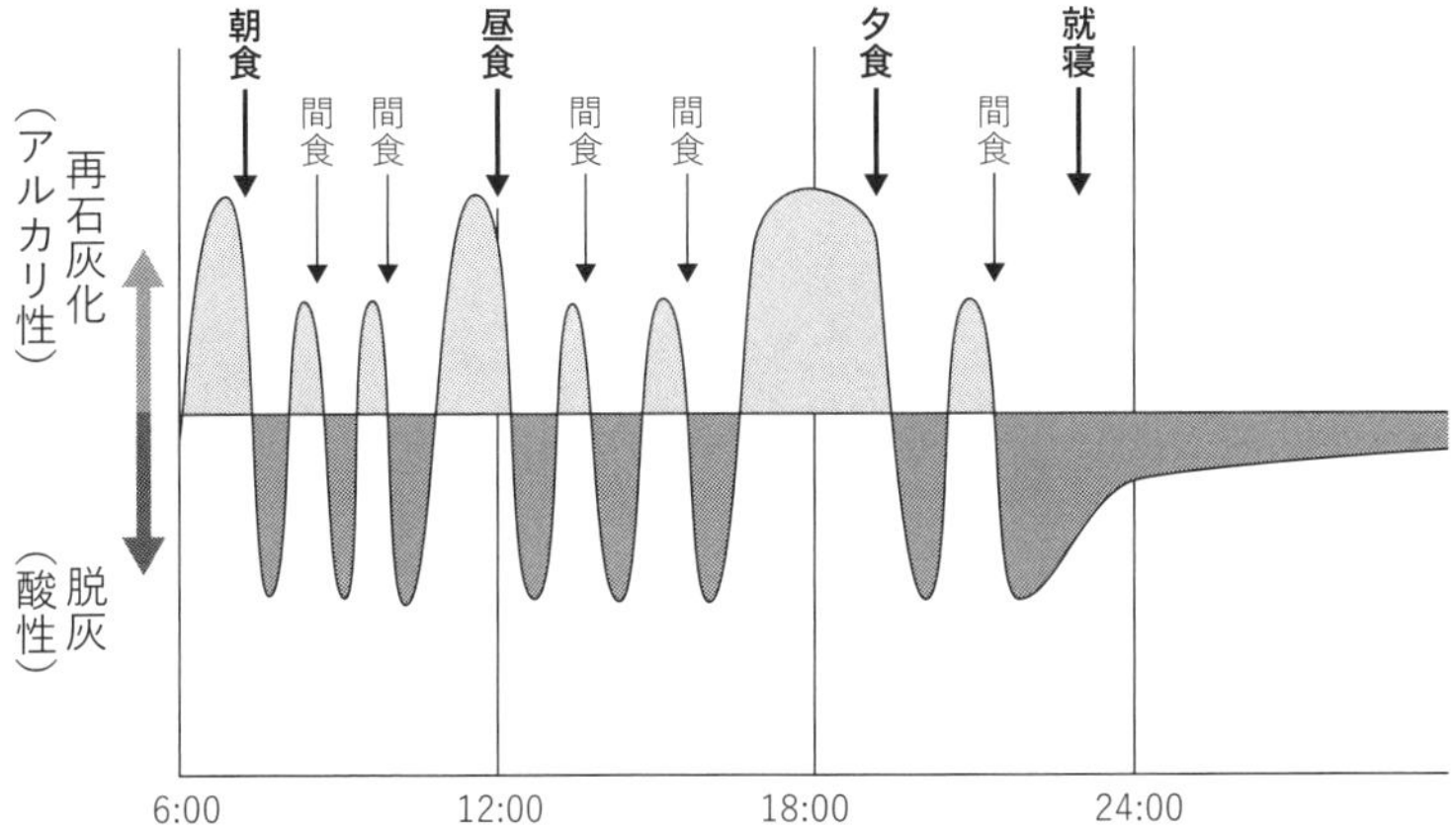

　上の図で示した複数回の間食をしているステファンカーブを見ると、脱灰と再石灰化の間隔が短く波が小刻みに行ったり来たりしているのが分かります。しょっちゅう甘いものを口にしていたり、甘いジュースを飲んでいたりする人の口の中は、このような状態になっているといえます。糖をちょこちょこ口にしていると中性に戻りきる前にすぐ酸性に傾いてしまうということです。

　通常は一日のなかで、中性である時間が圧倒的に長いはずの口腔環境が、酸性になりっぱなしという逆転現象が起こってしまいます。

　それによって、脱灰と再石灰化のサイクルにも乱れが生じます。再石灰化する

■ 間食を1回に抑えた理想的なステファンカーブ

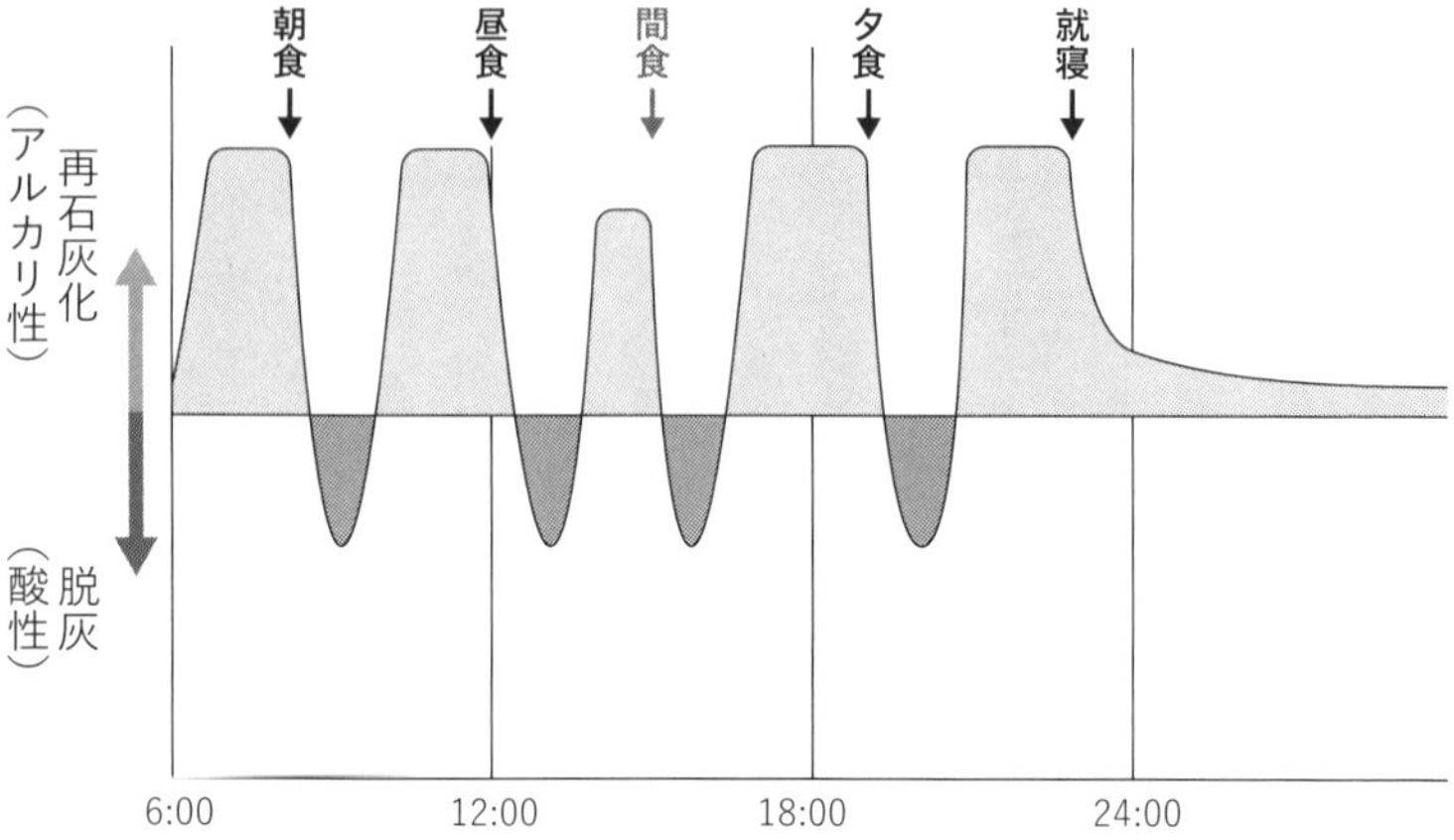

前に糖が口に入ることで再び脱灰するという繰り返しが発生し、再石灰化が追い付かなくなることによって脱灰ばかりが進む、すなわち歯がどんどん溶けてしまうというわけです。

　とはいえ、多くの人にとってまったく間食をとらない生活というのは現実的ではありませんし、適度に甘いものを食べることがストレスの発散につながることも事実です。ですから間食をとる場合は長い時間をかけず、一日1回だけにすることが、むし歯リスクの軽減につながります。

むし歯を遠ざける、たった2つのこと

多くの人は、むし歯を予防するには特別な秘訣があるのではないかと思われがちですが、難しい技やコツは一切いりません。

歯磨きの仕方とか、歯ブラシやペーストの選び方、歯ブラシ以外のツールの選び方や使い方など、今はネットを調べれば膨大な情報が出てきますし、ドラッグストアにも歯科関連用品はかなり広いスペースをとり、多種多様な商品が並べられています。しかし、むし歯予防に関しては、ツールの選び方や使い方に凝るよりももっと大事で、むし歯予防への近道になる簡単な方法があります。

しかもたった2つです。どんなに簡単といってもいくつも項目があってどれもやらなければならないとなるとハードルが高くなってしまいますが、決してそんなことはありません。

繰り返しになりますが、むし歯にならないためにはステファンカーブの波を一日のなかでたくさんつくらないことが何より重要です。つまり、一日のなかで口の中が酸性になる割合が小さければ小さいほど良いということです。

酸性になってしまうのは、むし歯菌が酸をつくるからです。そして酸がなぜつくられるかといえば、エサになる糖分が口の中にあるからです。

ということは、糖分が口にとどまっている時間を短くするのが、最もむし歯菌が活動しにくく、むし歯になりにくいことといえます。

いうまでもなく糖分は毎日の食事から摂るものですから、食事の摂り方をコントロールすることで糖分をコントロールできる、ということになります。

実はこれが最もむし歯予防に効果的であることが分かっており、「シュガーコントロール」と呼ばれています。

むし歯予防においてもう一つ重要なアプローチは、歯を溶かしにくい環境をつくることです。これは家でいうと、湿気を防いでカビの繁殖を抑えるような対策に似ています。

また、花粉症の人が花粉の多く飛ぶ時期に、花粉が付きにくい滑らかな素材の服を選ぶのも同じ理由からです。

歯にとっても、このようにして外部から攻撃される要因を減らすことが大切です。つまり、むし歯の原因となる糖分などの汚れが歯に付着するのを防ぐことが、むし歯予防には不可欠です。

その有効な成分として、数々の研究で実証されているのがフッ素です。フッ素は自然界に存在する元素の一つで、地球の地殻を構成する成分でもある天然の物質です。歯科ではフッ化物ということがあります。これはフッ素が地球上では単一の元素としてではなく、ほかの物質と結合したフッ化物として存在しているためです。どちらも同じものとしてとらえてもらって差し支えありません。

フッ素は酸に強い成分で、歯の表面にとどまることによってエナメル質を酸から守ってくれるなどの、むし歯予防に良い働きをすることが分かっています。

シュガーコントロールは量より回数

コントロールは調整することであり、一切摂らないとか、やみくもに減らすことではありません。

むし歯予防のために「甘いものを控えましょう」というのは常識レベルのことであり、子どもでも知っていることです。しかし、甘いものが好きな人にとって、それを我慢することは大きなストレスになります。

甘いものが自分へのごほうびであり人生の喜びであるほど好きな人が、むし歯を予防するためとはいえ、厳しく制限されたら大きなストレスになります。だからといって、甘いものが食べられないならむし歯になってもいいと思われては、歯科医師の私としても困ります。

シュガーコントロールとは、そうした「とにかく甘いものは控える」という考え方とは一線を画します。コンビニエンスストアやスーパーへ行けば甘いものなどよりどりみどりで、欲しいときにすぐ手に入るのが今の日本です。それに一切目もくれず、我慢しなさいと言いたいわけではありません。

シュガーコントロールは日常生活の楽しみを極端に奪うことのない範囲で、むし歯になりやすい食べ方をピンポイントで修正していく考え方であり、まさに「コントロール」が肝になります。このあたりは歯科医師によって温度差があるかもしれませんが、私は「甘いものは食べてもいい、でも食べ方を見直してほしい」というスタンスで患者に指導しています。同じものを同じ量口にしたとしても、食べ方さえ変えればむし歯リスクをぐっと抑えることができるからです。

例えば、次のようなことに思い当たる人は要注意です。

□ かたわらにいつもお菓子や甘い飲み物があり、ついちょこちょこ手を出してしまう

□テレビやネットを見ながら、なんとはなしにだらだらと飲み食いしてしまう
□どこに行くにもお菓子や甘い飲料のボトルをバッグにしのばせている
□飴をなめながら何かをしていることが多い

これらに共通しているのはずばり、「だらだら食べ・ながら食べ」です。この食べ方を日常的にしていると格段に、むし歯になるリスクが上がってしまいます。

これには、歯のエナメル質が溶ける（脱灰する）時間が長いほど、むし歯が進みやすいというステファンカーブの理論が関わっています。つまり、糖分を含むものを食べたり飲んだりしたあと、その糖分が口の中に残っている時間が長いほど、むし歯になりやすいというわけです。

糖分は甘いものだけではなく、ごはんやパンなどの主食に多いでんぷんも含まれます。ただ主食は、病気などで回数を分けて食べなければならないケースを除き、一日のうちに何度もちょこちょこ口にするものではありません。

問題は間食です。間食をする回数が多いほど、口の中が糖分にさらされている時間が長くなります。

これにより、むし歯になりやすくなることはステファンカーブが物語っています。

つまり口の中が中性に戻りきらず、再石灰化が行われないうちに間食をするので、再び酸性になって脱灰が起こり、むし歯が進んでしまいます。

私の歯科医院には10～20代の若い患者の割合が多く、甘いものが大好きな人も多いです。一人暮らしの学生も多く、親元を離れてたが外れ、甘いものがいつも部屋にあり、好きなときに好きなだけ食べるようになって、むし歯が急増するケースも見られます。

甘いものが好きな人は往々にして陥りやすい習慣ですが、甘いものは好きだけれど、「だらだら食べ・ながら食べ」をしないようにすれば、それだけでもむし歯リスクは下げることができます。例えば甘いものを食べたかったら、間食ではなく食後のデザートとして食べ、その後歯を磨くようにすれば口の中が長く酸性になるのを防げます。

また、シュガーコントロールは一回に摂る糖分の量は問いません。もちろん肥満や血糖値など体の健康には悪影響となる場合がありますが、ことむし歯に関しては、量よりも回数が注意するポイントになります。

甘い飲み物と飴は特に注意

先ほど、甘いものをやみくもにやめる必要はないと言いましたが、「だらだら食べ・ながら食べ」になってしまうことが多い飲食物は、避けるほうがむし歯予防への近道になります。

その代表格が甘い飲み物と飴です。これらは時間を決めて摂るというよりは、食べたいとき、飲みたいときにいつでも口にできるのが魅力ですが、それがむし歯にとっては大きな脅威になってしまうのは明白です。

甘い飲み物は一気飲みするというよりは、ティータイムで人とおしゃべりしながら飲んだり、ペットボトルの飲料なら何かしながら少しずつ飲んだりすることが多いと思います。飴はしばらくの間口の中にとどまりますから、糖分を供給し続けているようなものです。いずれも口の中は酸性になりっぱなしで、脱灰が進みやすい環境になりがちです。

さらに甘い飲み物も飴も、糖分は思っている以上に多く、例えばジュースなどの清涼飲料水には５００㎖で20〜60ｇもの糖が含まれています。３ｇ入りスティックシュガーに換算すると約7〜20本分にもなります。

ちなみにＷＨＯ（世界保健機関）の砂糖摂取量のガイドラインでは、大人一人あたり一日25ｇを目安としています。ペットボトル１本空けるだけでほとんどオーバーすることになってしまうことからも、いかに糖分が多いか分かってもらえると思います。

シュガーコントロールでは、摂る糖分量よりも回数が重要とはいえ、もともとだらだら飲みをしやすいうえに糖分の量が多く、むし歯菌に長時間にわたりたっぷりエサを与え続けているようなものなので、むし歯リスクを飛躍的に上げてしまいます。

なお、昨今は腸への関心が高く、おなかのために乳酸菌飲料を飲んでいるという人も多いです。それらの飲料のすべてではありませんが、たくさん砂糖が含まれているものも少なくありません。

シュガーコントロールのために、シュガーレスを選ぶことも一つの手段です。むし歯予防にとっては有効です。

ただ、「糖分控えめ」とか「ノンシュガー」と商品に表示されている場合は、シュガーレスとは意味合いが違うので注意が必要です。

例えば、飲料１００mlに含まれる糖類の量が０・５ｇ未満であれば「シュガーレス」あるいは「ノンシュガー」と表示できますが、一般的には「シュガー」は砂糖を使っていないことを意味しており、砂糖以外の糖類（ブドウ糖、果糖など）は含まれています。この場合、これらの糖によりpHは酸性に傾き、エナメル質が溶ける臨界点であるpH5・5よりも下がるので、脱灰が起こってしまう可能性があります。

一方、「シュガーレス」は砂糖以外の糖類も使っていないことを意味しています。キシリトールなどの糖アルコールや合成甘味料は含まれていることがありますが、これらはpH5・5を割り込むまでの酸性にはならないとされています。

就寝前に、糖分を口の中に残さない

食後は歯磨きをして口腔内を清潔に保つことが大切です。

ただ、食後すぐに歯を磨けばむし歯になりにくいというわけではありません。ステファンカーブの図からも分かるように、食後すぐは口腔内が酸性に傾いているため、食後20分くらい間を空け、口腔内が中性になったタイミングが良いと思います。ちなみに酸性に傾いているときに、歯磨き粉なしで磨くと歯が傷つきますので、注意が必要です。

食事だけでなく、就寝前にお菓子などの甘いものを食べたあとで、むし歯にならないように急いで歯を磨いてから寝ようとすることはよくあると思います。しかし甘いものを食べているときにも、早く磨かなくてはと思いながらではあまり食べた気もしないでしょうし、楽しく味わうこともできません。甘いものを摂ったら短時間で糖分を落とすことは大事ですが、唾液の緩衝作用もありますから、夜寝る前に歯磨きすればさほどナーバスになる必要もありません。

ただ、歯磨きしないで寝てしまうのは避けてほしいです。就寝中は唾液の分泌が鈍くなり、口の中が酸性に傾きやすいからです。仕事帰りに外で食事し、家に着いたら疲れてそのまま寝てしまうなどということは、誰でも一度くらいは経験があるかもしれませんが、しょっちゅうになってしまうと感心できません。

毎食後の歯磨きももちろん大切ですが、まずは寝る前に必ず歯を磨く習慣を定着させることです。そして、どのタイミングで磨くのが歯を守ることになるのかを意識することが大切です。

フッ素はむし歯予防の〝最強の切り札〟
１４５０ppmを推奨

フッ素が配合されたペーストのむし歯予防に関する研究は世界中で行われており、

高い予防効果のあることが報告されています。WHOの研究によると、1000ppmを超える濃度のフッ化物配合歯磨剤では、濃度が500ppm上昇するごとにむし歯予防効果が6％アップするということが分かっています。なお、フッ素濃度はppmという単位であらわされますが、これはParts Per Million（パーツ・パー・ミリオン）の略で、1ppm＝100万分の1、つまり0・0001％です。したがって1450ppmでは0・145％の濃度ということになります。

いまやフッ素入りペーストは世界で広く使われており、日本で9割以上のシェアがあるとされています。私も、フッ素はむし歯予防のいわば最強の切り札であり、これなくしてむし歯予防は成り立たないと断言できます。私の歯科医院で行っている予防指導では高濃度フッ素入りペーストでの歯磨きを推奨しています。

フッ素は再石灰化の促進や酸の産生の抑制、菌の成長の抑制、歯の表面の強化など、多くのメカニズムによりむし歯の発生と進行を防ぐ成分です。歯の表面をフッ素でコーティングすることで、歯を守ることにつながります。

フッ素は再石灰化を促進する作用で歯を丈夫にすることを助けます。フッ素イオンがあると、唾液中のカルシウムイオンなどのミネラル成分がたくさん引き寄せられ、歯の表面に定着するからです。

さらにフッ素は、むし歯菌が酸をつくるプロセスを阻害したり、自ら抗菌作用を発揮したりして、むし歯がつくられにくい口腔環境にする作用もあります。

日本でフッ素入りペーストのシェアが伸びてきたのは１９９０年代終わり頃からですが、そのあたりを境にむし歯、特に子どものむし歯が減少に転じたとされています。また、新潟県では全国に先駆けて学校でフッ素洗口を推奨したことが奏功し、子どものむし歯保有率が全国で最も低いことが知られています。

現在、日本ではペーストにおけるフッ素濃度の上限が１５００ppmと定められています。市販品で認可されている最高濃度は今のところ１４５０ppmで、「高濃度フッ素配合」と表示されています。私の歯科医院でも予防指導の際、ホームケアとして１４５０ppmのペースト使用を推奨しています。なお、口の中にインプラントやチタン冠が入っていても、日本で販売されているペーストであれば使用できます。

口の中にとどまらせるのがポイント

フッ素の効果を十分に得るためには、歯磨き後もフッ素が口の中にできるだけ長く残っていることが重要です。そのため、すすぎは最低限度にして、すぐに飲食したり、うがいをしたりするのは避けるほうが効果的といえます。できることならすすがないのがベストなのですが、違和感があれば最後にごく少量の水で軽くすすぐ程度にとどめるのがよいです。私の患者もはじめのうちこそ戸惑うのですが、ほどなく慣れて、ほとんどすすがずにいられるようです。

フッ素入りのオーラルケアにはほかに洗口液もあり、こちらは450ppmのものがおもに流通しています。歯磨き後にうがいをすればフッ素は流れ出てしまいます。ですから水ですすがない洗口液のほうが、よりフッ素が口の中に残るのでむし歯予防に効果的です。

しかしペーストでも1450ppmの濃度があれば、朝晩の一日2回でむし歯予防に十分な効果が期待できるので、歯磨きが日常の生活習慣に根付いている点からも私は、歯磨きをメインとし、洗口液はサブ、つまりフッ素入りペーストで歯磨きをしたうえでのプラスアルファとして使いたければどうぞと患者には伝えています。併用してもフッ素の過剰摂取の心配はありません。

歯科医院では、フッ化物ゲルやフッ化物配合バーニッシュと呼ばれるフッ素剤の塗布が予防ケアとして行われます。いずれもホームケア用の市販品より高濃度で、日常のケアに加え、年2~4回塗布することでさらに高いむし歯予防効果が期待できます。

なお、ペーストにせよ洗口液にせよ、市販品のパッケージなどで「殺菌」を強調しているものも散見されますが、私はそれに対し疑問をもっています。むし歯の発症は、むし歯菌にとってのエサが口腔内に残っていることが問題だからです。毎日の歯磨きの目的は、決して殺菌ではなく、あくまで清掃です。

歯科先進国スウェーデンは〝予防医療〟先進国

ホームケアも重要ですが、より万全なむし歯予防のためには、もっと歯科医院が積極的に予防ケアや日常生活指導に関わるべきだというのが私の考えです。

国ぐるみで予防に取り組み、成功した国の一つがいまや歯科先進国として名高いスウェーデンです。その取り組みはスウェーデン式と呼ばれ、他国の手本になっています。

２０１１年にＷＨＯが行った一人あたりのむし歯経験（むし歯を抜いた、修復した）本数調査では、日本の１・４を大きく下回る０・８という指数を誇り、子どものむし歯がほとんどないことが知られています。

歯の本数がどれだけ生活の質に大きく差をつけるか、その影響は計り知れません。

食べることにせよ、発音、発話にせよ、少ない歯では相当不自由になることは誰でも想像がつくと思います。インプラントや義歯で補うことになっても、きちんと噛める自分の歯に勝る存在はありません。

しかし決して、スウェーデンの人は生まれつき歯が丈夫というわけではありません。日本スウェーデン歯科学会によると、実はスウェーデンも１９６０年代頃までは、非常に多くの国民がむし歯や歯周病にかかり、歯を失う人が大勢いたといいます。この状況を重く見たスウェーデン政府は、１９７０年代にむし歯や歯周病予防を国家プロジェクトとしてスタートさせました。１９７２年から２００２年まで30年にわたる研究調査を基に予防歯科の有効性を証明するなど、その成果は国内外に多大な影響を及ぼしています。

今、歯科先進国といわれているのは、かつてむし歯が多い現実を国の問題としてとらえ、歯科疾患を減らすべく予防対策が徹底された賜物《たまもの》といえます。19歳までかかりつけ歯科医院による予防プログラムが無料で受けられ、細やかなメンテナンスにより成人後のむし歯の発生を抑えています。

いうなれば先手必勝で、永久歯が生えそろうと、それらが悪くならない若いうちに検査でリスクを評価し、その度合いに応じた予防プログラムでできる限りむし歯にならないようにする仕組みが、スウェーデンにはあります。

国を挙げたこの予防への取り組みが功を奏し、スウェーデンの人はむし歯や歯周病になりにくく、それが80歳という高齢になっても多くの歯を残せることにつながっているというわけです。

対する日本でも、学校では定期的な歯科検診が行われており、また家庭のむし歯予防への意識も昔に比べると高まってきているとは思います。しかし診療で、若くしてかなり進行したむし歯で受診する人々をたくさん見ていると、まだまだ正しい指導が徹底されているとは言い切れない実情が透けて見えます。

また、患者からよく「うちは親もむし歯が多かった。むし歯の多い家系だから自分もむし歯になりやすいのだろう」と言われることがあります。それは正しいとはいえません。

瞳や毛髪の色、体型といった外見や、太りやすい、風邪をひきやすいといった体質と同じように、歯の強さもある程度は遺伝によって親から素質を受け継ぐということはあるかもしれません。親子代々むし歯に泣かされてきたとか、歯周病になりやすいといった人もいるかもしれません。それを一般に「うちはむし歯の家系」「歯が弱い家系」と言いがちです。

しかし、親からの遺伝が、その人の歯の状態をすべて決めるわけではありません。一般的に遺伝が関わるのは50％。あとの50％は生活習慣や環境などの後天的な要素によるとされています。肥満を例に挙げれば、親が太っていなくても、不規則で偏った食生活をしていたり、運動不足だったりすると太ってしまうのと同じことです。

スウェーデンと日本の違いを生み出す大きな要因として、日本には予防歯科が広まっていないことが挙げられます。日本での予防歯科受診率は5％程度にとどまっているとされているのに対し、北欧をはじめほかの先進諸国では80～90％ともいわれています。この数値を目の当たりにすれば、日本人の歯科における予防意識は世界レベルに達していないといわざるを得ません。

日本には、むし歯になったらそのときに治療すればよいと思っている人が多く、定期検診に行く人は非常に少ないです。なぜなら、保険診療が普通に受けられるために、悪くなったら歯医者にいけばよい、という考え方が根強いことが理由です。

一方スウェーデンでは、矯正治療やすべての歯科治療も含めて、20歳未満はすべて無料となっています。逆にいえば20歳を過ぎたらすべて自費治療となるので、19歳までにむし歯になりにくい環境を必死につくろうという意識が強いのです。ちなみにアメリカも自費診療なので、大人になってから困らないように早い段階で治療をしています。

最近は日本でも自費診療が増えてはいますが、まだまだ一般的に広まったとはいえません。やはり保険診療に頼る日本人は、歯科治療にお金をかけるという意識は薄く、予防に対する関心も低いのが現状です。

せっかく他国で先手必勝のシステムが構築されているのですから、日本もそれをうまく採り入れ、歯科医院主導の予防医療を広めることの必要性を強く感じています。スウェーデンのように、高齢になっても多くの歯を残せるようになる人が増えれば、生涯の歯科治療にかかる費用や時間の削減になりますし、生活の質の向上や全身の健康管理にとっても好ましく、個人が得られるメリットは計り知れません。

まず予防を試みる数少ない歯科医院

歯を失う原因の約80％はむし歯や歯周病にあります。一定レベルのメンテナンスと定期検診を受けることで、これらを予防し、適切な管理が可能であり、結果として歯の喪失を抑止することができます。

これを30年にも及ぶ研究の末証明したのが、スウェーデンの予防歯科研究の第一人者であるペール・アクセルソン博士です。同博士は１９７２年に、カールスタッドという市の30～50代の住民を2群に分け、一方を2～3カ月の間隔で30年間にわたり予防措置を行い、もう一方の予防措置をしない群と比較するという研究を行いました。その結果、予防措置を行った群では研究開始から30年経っても、失った歯が平均０・６本、つまり1本未満にとどまりました。これは２００４年に論文発表され、歯科領域における予防医療の有効性を世界に知らしめることとなります。

たとえむし歯でも、軽度であれば削らずに進行を抑える予防医療を行うほうが、削って治療するよりも長く歯の寿命を延ばせることを同博士の研究は示しています。痛いところだけを削って修復物を入れるような、日本でこれまで当たり前に行われているその場限りの治療では、歯は長持ちしないということです。

そこで私の歯科医院では、むし歯に対して即削るのではなく複数の検査で歯の状態を評価したうえで、進行が抑えられると判断した場合は、予防医療による保存的治療を優先させるという方針を打ち立てています。そして、高い効果が見込める独自の予防プログラムを開発し、他院では削る対象になるむし歯患者に対して、成果を上げています。患者も削らずに済むのならそのほうがいいと前向きに予防に取り組んでくれますし、そうすることでむし歯でないほかの歯も、今後むし歯になるリスクを下げられるので一石二鳥というわけです。

もちろん、すでに進行しており痛みもある場合は削る判断をしなければなりませんが、私の歯科医院で行っている予防プログラムなら、痛みのない初期むし歯であれば、進行を抑えることができ、削らずに済むケースがほとんどです。

歯は、ひとたび削れば元には戻りません。安易に削ってしまうよりは、むし歯の進行さえ阻止できれば歯はそのままの状態でずっと長く残せます。

この考え方のもと、私の歯科医院では緊急性がある場合を除き、初診時にすぐ治療に入ることは原則ありません。まず患部や口腔環境の状態を把握するための検査を実施し、その結果を基に今後の計画を立て、次回診察時にコンサルテーションを行います。コンサルテーションのおもな内容は、むし歯を進行させないための口腔内の環境づくりです。なおそれに先がけ、院長の私からステファンカーブをはじめとするむし歯のメカニズムや、将来的に歯を喪失するリスクなどについて説明します。予防は本人の日常生活での取り組みが主となりますから、その大切さを自身が十分理解し、納得していないとモチベーションが上がらず、うまくいかないからです。

若い年代の受診者に「あなたのまわりに、むし歯で歯科医院に通っている人いる？」と聞くとほとんどいない、と返ってきます。そこで私は、歯はとても硬い組織で、気をつけていればそうたやすくむし歯になることはなく、20代のうちから溶けてしまうのはイレギュラーなのだと説明しています。そう言うと若い人ははっとした表情になります。それでもう新たなむし歯はつくるまい、と思ってもらえたらしめたものです。

削られるものと覚悟して来院したのに、初回は何もされないので拍子抜けしてしまう患者も少なくありません。しかし、削らなくても進行予防をしっかりすれば大丈夫と知るとほっとした表情になります。やはり、誰でも削られるのは嫌なのです。

一方、歯科医院なのにすぐ治療に入らない私たちの方針を、ユニークととらえる人もいます。歯科医院の役割は削るだけではなく、教育も重要であるというのが私の信念です。特に私の歯科医院には大学生を中心とした若年層の患者が多いので、彼らが予防の大切さを理解してくれれば、次世代以降につながり予防医療の普及が加速していくものと期待しています。

予防プログラムは自宅の取り組みがメイン

私の歯科医院で現在行っている予防プログラムは大きく「コンサルテーション」「メンテナンス」「自宅での取り組み」の３本柱からなります。

コンサルテーションでは問診や歯科疾患のリスク検査等を踏まえ、最適な予防プログラムを本人と相談のうえ決めていきます。人それぞれむし歯リスクの要因には違いがあるため、まずは自分のリスク要因を知ることが大切です。そのために検査等によるデータや画像で、今の口腔環境を「見える化」することが非常に有用です。患者からも、これまでよく分からなかった自分の口の中のことが理解でき、前向きに予防に取り組めるとの声が多く寄せられています。

予防プログラムは歯科医院で行うメンテナンスと、自宅での取り組みに大別されます。メンテナンスはワンクール３カ月を基本とし、定期検診およびフッ素の塗布やＰＭＴＣ（Professional Mechanical Tooth Cleaning）など、患者ごとにプランニングした処置を行います。ＰＭＴＣは専用の機器や薬剤を使用し、家庭での歯磨きでは落とせない歯石を中心に歯面の全面的な清掃を行い、むし歯や歯周病になりにくい環境を整えるケアです。そして自宅では、生活習慣の改善やホームケアに取り組む流れになります。その成果はメンテナンス時に口腔環境をチェックし、確認していきます。医院でケアを受ける時間と、自宅にいる時間の長さを比べれば、生活習慣の見直しやホームケアの比重が高くなるのは必然です。医院でどんなに質の高いケアを行っても、自宅での取り組みがなければ予防はできません。したがって、自宅で行うケアは、一生続けられることを前提に、本人と相談のうえ決めていきます。

続けられれば、必ず手ごたえが得られます。続けるほどにむし歯菌が減り、口腔環境が改善していく様子も定期検診で「見える化」されるので、モチベーションアップにつながります。長年慣れてしまった生活習慣を見直し改善するには、このモチベーションの高さがカギとなります。「変えてみた→良くなった→もっと続けよう→もっと良くなった」、というプラス方向の循環へと変えることが理想です。

この予防プログラムで長期にわたりむし歯の進行や発生を抑えることが可能ですが、１００％とは言い切れません。しかし、もし進行してしまっても、私の歯科医院では二次むし歯のリスクを極力抑える治療ができます。定期検診で状態をチェックし、必要と判断されれば速やかに治療へ移ることが可能です。むし歯のどの段階で削るか、その判断は歯科医師によってさまざまですが、私の歯科医院では高度なダイレクトボ

■ 予防プログラムの流れ

DAY1

問診
パノラマ、デンタル
主訴確認、口腔内診査（マイクロ動画）
口腔内写真5枚、ダイアグノカム、歯周組織検査、位相差顕微鏡、歯科履歴、カリスクリーン、飲食習慣表（3日分）
◆初診時：診察、画像検査等によるリスク検査の実施。院長よりむし歯予防の大切さについてレクチャー
◆3日分の食事記録をとってもらい、次回診療時に改善点をアドバイス

DAY2

歯科医師からの説明
（DAY 1 でとったデータ等を基に、今の口腔内の状態や改善点を話す）
担当歯科衛生士による歯周組織検査、スケーリング、歯磨き指導
（どこが磨き残しやすいのかを知り、歯磨きのコツを教える）
◆2回目来院時：検査結果と、3日分の食事記録を基に、担当歯科衛生士より具体的なアドバイス
◆「ご自宅での取り組み」 1 ～ 7 のうち口腔状態と本人の続けやすさに合わせて相談のうえ 4 ～5項目ほど選び、実行してもらう

3カ月ごとのメンテナンス

・3カ月に1回の定期検診＋フッ素化合物塗布（20000ppm）
・3カ月に2回のPMTC（バイオフィルムの除去）
・3カ月に1回クロルヘキシジン（プラークアウト）、フッ素化合物塗布、3DS

自宅での取り組み

・一日3回のフッ化物配合歯磨き粉（1450ppm）
・一日2回のクロルヘキシジン洗口（コンクール）、1W/1M
・一日3回のフッ化物配合うがい薬（450ppm）
・一日1回の次亜塩素酸水（ポイックウォーター）によるうがい
・一日4回の100%キシリトールガム（2T×4）
・一日5回以内の糖摂取
・音波ブラシ
・一日1回3DS、フッ化物配合歯磨き粉（1450ppm）

ンディングをはじめ治療技術に自信があるからこそ、できるだけ削らない方針で予防を優先させることができます。

歯の寿命を延ばすには歯周病予防も重要

歯周病もむし歯と並び、歯を失う大きな原因であることはよく知られています。歯の寿命を永らえる目的においては、むし歯だけ気をつけていても不十分であり、歯周病に対する適切な治療や予防もしていかなければなりません。

いまや成人の８割以上が歯周病であるとされ、国民病の一つといえます。歯周病は中高年になってからの疾患だと思っている人もいるかもしれませんが、それは大きな誤解です。10～20代でも２～３割は歯周病にかかっており、年々増加傾向にあることが厚生労働省「令和４年歯科疾患実態調査」で報告されています。

歯周病もむし歯と同様、原因菌による感染で起こる歯科疾患です。口の中に約７００種類ともいわれる常在菌があるなかで、歯周病の原因となる菌は３００種類ほどです。その中でも特に強い影響力を持っている菌として、現在５～６種類が分かっています。これらが増殖しプラークを形成すると炎症を起こし、５～10年と長期にわたり歯を支える歯周組織を溶かしていきます。よって、これを食い止めるにはやはり日頃の歯磨きによる清掃がたいへん重要であり、その意味では歯周病もむし歯と同様、生活習慣病といえます。

しかしプラークは非常に粘着性が高く、歯の根元や歯と歯の間などの狭いところにも形成されるので、日頃の歯磨きだけではなかなかしっかり落としきれず、やっかいです。

プラークが放置されると、硬くて強固に歯に付着する歯石に変わります。歯石の表面は軽石のように無数の小さな穴があり、ざらざらしているため、新たなプラークが付着しやすくなります。これがまた歯石へと変わり、さらにプラークの付着を促す悪循環が生じます。結果として、歯石がどんどん蓄積されていきます。

歯石は炎症の温床になりますから、歯の根元に溜まれば歯茎が腫れてぶよぶよしてきます。歯周病の前段階といえる歯肉炎がこれに当たります。20代でも清掃状態が悪く歯石が溜まると、歯茎の血色が悪く老化したかのように見えますし、かたや80代でも清掃状態が良ければ、薄いピンク色で引き締まっており、若々しく見えます。歯周病は決して加齢のせいではなく、歯茎の状態が悪くなれば年齢を問わず発症リスクが高まります。日頃のケアがおざなりになっているのに、年のせいと開き直ってしまうのはとても残念なことです。

私の歯科医院では、むし歯だけでなく歯周病に対する予防プログラムも行っています。おもに日頃の歯磨き指導に加え、スケーリングと呼ばれる、歯ブラシが届かない歯と歯の隙間や、歯と歯茎の間といった細かい部分の徹底的な清掃や、より高度なクリーニングとしてＰＭＴＣを行います。

こうした歯科医院による専門的なケアを定期的に受けることで、歯周病の発症や進行リスクが下がり、歯を長持ちさせることが可能になります。

予防アドバイスもできる歯科医院を目指して

予防は一生ものであり、習慣にすれば終生、むし歯のリスクを減らし、歯の寿命を延ばすことが可能です。それにもかかわらず、日本の歯科医療は実態が異なります。治療技術は世界トップレベルを誇りますが、予防分野に対する注目度は低く、積極的な予防策の普及には課題があります。

確かに予防の大切さを伝えたりアドバイスしたりする場は、学校や家庭、地域社会

■ 歯周病予防プログラム

ブラッシング指導	患者一人ひとりの歯の大きさや歯並びに合わせたブラッシング方法をアドバイス
スケーリング	専用の器具を用いた、プラークと歯石の除去
PMTC	専用の器具を用いた、プラークや着色の除去
ケア用品や生活習慣のアドバイス	毎日のブラッシングと併用することで効果的なケアが可能となるフロスなどのツールの使い方を歯科衛生士よりアドバイス

でも可能ですし、実際に学校での健康診断や自治体の検診の場などで、歯科医師や衛生士が歯ブラシの使い方を教えることはよくあります。

しかし、私は歯科医院こそ、絶好の予防アドバイスの場になると考えています。つまり、患者が治療に来たときに、いかに二次むし歯にさせないか、また、いかにほかの歯をむし歯にさせないかを習得してもらう場ということです。

体のほかの病気もそうだと思いますが、なんともないときよりも、いざ具合が悪くなって、治療でも痛い思いをしたようなときにこそ、気をつけようと思うのが人間です。むし歯や歯周病にはならないに越したことはありませんが、なってしまったなら、それを予防に目を向ける好機として、歯や口の健康に対しての認識を深めることができれば、その人のその後の人生にわたり大きなメリットになります。

今の日本の歯科治療は、むし歯などの「悪くなった歯を治す」ことが中心であることは否めません。特に40代以降の中高年より上の世代は、歯科医院で予防医療が受けられること自体を知らない人も少なくないように思います。予防は家で行うもの、歯磨きの大切さは親や学校で教わって知っているけれど、それでもむし歯になってしまえば仕方がない、むし歯になれば歯科医院で治してもらえばいいやというスタンスが、診療をしていても伝わってきます。

一方、歯科医院の一部には予防が浸透してむし歯の発症率が減ると、自分の仕事も減って経営が成り立たなくなるのではないか、と危惧する向きも正直なところあるのが現状です。昨今、日本でも「予防歯科」を看板に掲げる歯科医院が増えてきたものの、その中身といえば、クリーニングやむし歯予防のフッ素塗布などの、「歯科医院ができる予防」にとどまっていることも多いです。

しかし、これからの歯科医院は、もう一歩踏み込んだ「患者が自宅でできる予防」のアドバイスにも力を入れるべきです。健康寿命を延ばし、年を重ねても生活の質を保ちながらいきいきと過ごすことを目指すうえで、歯科医院ができること、果たすべき役割はまだまだ大いにあると信じています。

「予防は治療に勝る」という言葉がありますが、これは歯についても当てはまります。ただし効果的な予防には正しい知識が必要です。最も重要なポイントは、口の中を酸性に傾けないために、酸を生成する糖を口腔内に残さないことです。口の中が酸性になりやすい「だらだら食べ・ながら食べ」をやめて、適切なシュガーコントロールをしなければなりません。

さらにエナメル質の修復促進、歯質強化、菌の働きを弱めるなどの働きが期待できるフッ素を日常的に取り入れることも、むし歯予防に効果的です。また、成人の８割以上が罹患《りかん》しているといわれる歯周病予防にも、注意を払う必要があります。

歯周病予防については、予防プログラムなどに対応している歯科医院などで、専門的なケアを定期的に受けるのが効果的ですが、予防の基本は自宅でのケアです。自分の歯の健康は自分で守ることを意識し、一次むし歯・二次むし歯の予防を徹底することが重要です。

おわりに

精密な治療なくして、歯の寿命を永らえることはできない——歯科医師になって四半世紀経った今でもこの思いは変わりません。

私の歯科医師としてのキャリアは大学病院の口腔外科からスタートしました。口腔外科は、むし歯や歯周病などの歯の病気だけでなく、がんや顎変形症、口唇口蓋裂（口の中や唇が先天的に分裂している病態）などの口全体の病気を診る診療科です。入院と外来両方の診療を受け持ち、幅広くさまざまな疾患の研鑽を積んできました。

日本の医歯学教育では、「縦割り」の体制が強く、教授たちもそれぞれの専門性が高いため、特定の分野を深く学ぶには適しています。しかし、私が学生だった頃、一人の患者の口腔内の問題を総合的に診察するためのカリキュラムは不足していました。深く学びたいと思っても、その機会が限られていたのです。その分、歯科医師になってからの病院勤務で実臨床（実際の治療）を通し、多くのことを学びました。

私の歯科医院では「包括的治療」をモットーに、病気になった歯だけを診るのではなく、噛む、飲み込む、話すといった口の機能の維持向上のために必要な治療も行っていますが、ここに至ったのも病院勤務で積んだ経験が少なからず影響していると思います。

九州大学病院で研修医として勤めたのち、２００３年に昭和病院の関連施設である現歯科医院の院長に就任しました。しかし、口腔外科出身だったこともあり一般歯科の治療には正直、不安もありました。そこで学会や地域の歯科医師会などで開催されるセミナーを、それこそ手当たり次第に受けて技術の研鑽に努めました。あの頃は自分の腕を磨き、いい治療をして患者に喜ばれたい、そして任された医院を地域で信頼される存在にしたい一心で、がむしゃらに取り組んでいました。

そんな私にとって、マイクロスコープとの出合いは必然的だったともいえるでしょう。歯科医師にとって技術の向上とは、もちろん診断の正確さや患者と良好なコミュニケーションをとることなども含まれると思いますが、すべては「高精度であること」のうえに成り立つべきだと考えるからです。初めて導入した２０１２年当時は、大学病院でも台数が少ないうえ、あっても部屋の隅に置かれたままめったに使われない状況でした。まして町の歯科医院でとなると、ほかの歯科医院からも珍しがられ

「そんな高い装置を買って、経営は大丈夫？」などと聞かれたものでした。

今はあの頃よりも多少普及は進んでいるものの、本書で話したとおり、患者がどこへ行っても本当のマイクロスコープ治療を受けられるようになるには、いまだほど遠い状況です。そのなかで、私はマイクロスコープによる高精度治療を古くから実践してきたフロンティアとしての自負があります。そして何より患者の歯の寿命を延ばす治療――削るのは最小限で、完璧な接着とギャップのない修復――に不可欠と考えることから、もっとマイクロスコープのことを知ってほしいと本書の執筆に至りました。

本書がむし歯に悩む人にとっての救いとなれば幸いです。最後までお読みくださり、ありがとうございました。

木南意澄（こみなみ・いずみ）

日本歯科医療評価機構インプラント認定医、日本顕微鏡歯科学会認定医。日本臨床歯科学会、日本舌側矯正歯科学会、日本先進矯正歯科学会、OJ正会員。

1973年生まれ。九州大学歯学部卒業後、2000年に九州大学病院第1口腔外科に研修医として入局。2002年に九州大学病院第1口腔外科医員となり、2003年に昭和歯科医院（現 昭和歯科・矯正歯科）へ出向し院長就任。患者を一人の歯科医師が生涯変わらず診られることが理想だと考えるようになる。精密歯科治療、インプラント、矯正治療など広い分野で一流であるスーパーデンティストを目指し、「生活すべてが歯科医師」の人生を送っている。現在、マイクロスコープによる精密治療と包括的矯正治療を主としたスタイルで日常臨床を行っている。

本書についての
ご意見・ご感想はコチラ

再発ゼロを目指す
高精度むし歯治療

2024年7月31日　第1刷発行

著　者　　木南意澄
発行人　　久保田貴幸

発行元　　株式会社 幻冬舎メディアコンサルティング
〒151-0051　東京都渋谷区千駄ヶ谷4-9-7
電話　03-5411-6440（編集）

発売元　　株式会社 幻冬舎
〒151-0051　東京都渋谷区千駄ヶ谷4-9-7
電話　03-5411-6222（営業）

印刷・製本　中央精版印刷株式会社
装　丁　　川嶋章浩

検印廃止

Printed in Japan
ISBN 978-4-344-94806-8 C0047
幻冬舎メディアコンサルティングＨＰ
https://www.gentosha-mc.com/